SEXO NO COTIDIANO

Atração, sedução, encontro, intimidade

COLEÇÃO COTIDIANO

ATIVIDADE FÍSICA NO COTIDIANO • RENATA VENERI e CAMILA HIRSCH
CIÊNCIA NO COTIDIANO • NATALIA PASTERNAK e CARLOS ORSI
DIREITO NO COTIDIANO • EDUARDO MUYLAERT
ECONOMIA NO COTIDIANO • ALEXANDRE SCHWARTSMAN
FEMINISMO NO COTIDIANO • MARLI GONÇALVES
FILOSOFIA DO COTIDIANO • LUIZ FELIPE PONDÉ
LONGEVIDADE NO COTIDIANO • MARIZA TAVARES
POLÍTICA NO COTIDIANO • LUIZ FELIPE PONDÉ
PSICOLOGIA NO COTIDIANO • NINA TABOADA
SAÚDE NO COTIDIANO • ARNALDO LICHTENSTEIN
SEXO NO COTIDIANO • CARMITA ABDO

Proibida a reprodução total ou parcial em qualquer mídia sem a autorização escrita da editora.
Os infratores estão sujeitos às penas da lei.

A Editora não é responsável pelo conteúdo deste livro.
A Autora conhece os fatos narrados, pelos quais é responsável, assim como se responsabiliza pelos juízos emitidos.

Consulte nosso catálogo completo e últimos lançamentos em **www.editoracontexto.com.br**.

SEXO NO COTIDIANO

Atração, sedução, encontro, intimidade

CARMITA ABDO

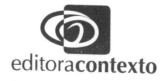

Copyright © 2021 da Autora

Todos os direitos desta edição reservados à
Editora Contexto (Editora Pinsky Ltda.)

Montagem de capa e diagramação
Gustavo S. Vilas Boas

Coordenação de textos
Luciana Pinsky

Preparação de textos
Lilian Aquino

Revisão
Bia Mendes

Dados Internacionais de Catalogação na Publicação (CIP)

Abdo, Carmita
Sexo no cotidiano : atração, sedução, encontro, intimidade / Carmita Abdo. – São Paulo : Editora Contexto, 2021.
160 p.

Bibliografia
ISBN 978-65-5541-062-4

1. Sexo 2. Sexualidade 3. Cotidiano 4. Sociedade I. Título

21-1413 CDD 306.7

Angélica Ilacqua CRB-8/7057

Índice para catálogo sistemático:
1. Sexo – Aspectos culturais

2021

Editora Contexto
Diretor editorial: *Jaime Pinsky*

Rua Dr. José Elias, 520 – Alto da Lapa
05083-030 – São Paulo – SP
PABX: (11) 3832 5838
contexto@editoracontexto.com.br
www.editoracontexto.com.br

"Todas as manhãs ela deixa os sonhos na cama, acorda e põe sua roupa de viver."

Clarice Lispector

Sumário

Apresentação — 8

1. Sexo é tudo — 11
2. O que chamam de sexo — 13
3. Sexualidade infantil. Ui! — 21
4. (Des)Educação sexual. Ai! — 29
5. Homem e mulher. Diferentes? — 35
6. Sexo é vida. Vida sem sexo — 41
7. Sexo é morte. Morrer pelo sexo — 47
8. Amor é menos sexo? — 51
9. Sexo não binário. O que é isso? — 57
10. Sexo sem atração. Funciona? — 63
11. Sexo (não) saudável — 71
12. Sexo de risco — 77
13. Sexo virtual — 83

14. Sexo pago/comprado	87
15. Sexo demais! Sexo em excesso	95
16. Sexo rápido e suas questões	101
17. Sexo demorado	109
18. Medo de sexo	113
19. Sexo pornográfico	117
20. Afrodisíacos	123
21. Sexo: tô fora!	129
22. Sexo com hora marcada	135
23. Sexo envergonhado	139
24. Sexo: indicador de saúde	143
25. Sexo e isolamento	147
26. Sexo é solidão	151
Bibliografia consultada	158

Apresentação

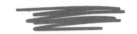

No dia a dia, estamos frequentemente avaliando quanto sexo fizemos ou deixamos de fazer, como a prática ou a ausência dela impactou nossas vidas, o que nos motivou a fazer ou a evitar... Não raramente, atribuímos as insatisfações do sexo entre heterossexuais às diferenças de perfil homem/mulher, nos estranhamos ou nos assumimos diante da homossexualidade e questionamos o sexo binário. Invariavelmente nos perguntamos: por que depositamos tantas fichas na nossa vida sexual, apostando que ela será nossa maior fonte de satisfação, alegria e recompensa?

Assim se estabelecem a pressão e o patrulhamento, o que aniquila a espontaneidade, dando vez às falhas sexuais, aos conflitos relacionais, ao medo e à desistência.

Hoje, e ao longo da história da humanidade, quanto as pessoas "curtiram" e quanto sofreram com o sexo? Se a ideia é o sexo no cotidiano, há que se conhecer o seu passado para se apropriar do seu presente e usufruir mais do seu futuro.

Emancipação feminina, antecipação ou retardo da iniciação sexual, união estável adiada, sexo desvinculado do casamento, desvalorização da virgindade, múltiplas parcerias sexuais concomitantes *versus* sequenciais, sexo de risco, risco como fator de excitação sexual, assexualidade... Quanto essas condições mudaram a qualidade dos relacionamentos? Para melhor ou para pior?

Aceitar o convite para escrever este livro foi um grande desafio.

O maior trabalho – isso eu sabia desde o início – não seria encontrar conteúdo para nele colocar. Pudera, depois de mais de quatro décadas trabalhando com o tema, essa deveria ser a menor das preocupações. O problema, desde sempre, consistiu em fazer caber, nas poucas páginas que este livro deveria ter, ideias, reflexões, evidências e suposições escolhidas a dedo no meu arquivo interno de professora e médica, especializada nessa área. Independentemente de esse arquivo ser ou não volumoso, o assunto em si suscita variadas questões e abre inúmeras vertentes, todas extremamente instigantes.

Sabendo disso, iniciei pela elaboração de um roteiro. Na verdade, um sumário. Escolhi temas amplos, os quais permitissem uma conversa com o leitor, conversa essa travada na minha imaginação, no sentido de ir colocando no papel aquilo de que, supostamente, o leitor desejasse se apropriar.

Elegi 26 temas, consciente de que muitos ficariam de fora. Intencionalmente evitei incluir incesto, abuso e violência sexual, pedofilia e mais outros distúrbios.

O motivo dessa exclusão intencional não foi o limite de páginas, mas ser fiel ao título da obra: *Sexo no cotidiano*. Foi um livro escrito durante a pandemia de covid-19. Portanto, com a marca do confinamento e da perplexidade. Até por isso, menos divertido do que poderia ser, porém genuinamente cotidiano, conforme a proposta.

Relendo os capítulos, me dei conta de que alguns ficaram longos e outros, nem tanto. Sexo é assim: não há como fazê-lo sempre do mesmo modo. Isso evita que se torne repetitivo, enfadonho, automático, torpe.

Os capítulos longos trazem um conteúdo que por vezes extrapola os respectivos títulos. Em cada um deles, aproveito para discorrer sobre aspectos correlatos, complementando o central. Os capítulos mais curtos se caracterizam pela objetividade que seus temas inspiram e exigem.

O bom de tudo, no entanto, será conseguir que você se identifique com essa leitura e se reconheça contemplado em alguma ou em muitas das linhas aqui expressas.

Se assim for, terá valido a pena o enorme desafio de capturar o imprevisível e arredio sexo de cada dia.

Boa leitura!

1
Sexo é tudo

Sexo é o pólen e o ovo; o embrião e o feto.
Sexo é a boca, a mão, o pênis e a vagina.
No entanto, sexo também é obsessão, prazer, desejo ou repulsa. Prisão ou liberdade. Fome ou saciedade.
Não é original dizer que sexo é tudo. Não é natural não dizer. Então, sexo é repetição tanto quanto espontaneidade. É palavra e é silêncio, gemido contido ou grito extravasado.

Sexo é a força que nos põe na cama e a energia que nos tira dela. Sem a qual você não deita nem levanta, não vira a noite nem relaxa e dorme.

Sexo é atração, sedução, empatia, afinidade, parceria e encontro. É funcional ou disfuncional; convencional ou inusitado. É a primeira vez com virgindade e a última como despedida.

Sexo é tudo o que existe e o que não existe sexo também é. Por isso, sexo é um fantasma que assombra a memória de quem já o teve e perdeu, vendeu, comprou ou emprestou. É a devoção de quem nunca rezou.

Sexo é tudo o que cada um viveu e tudo o que ainda viverá. É sexo o que a gente pensa e até o que a gente nunca pensou.

Ausência de sexo é presença. Presença de nada, pelo menos de nada que faça algum sentido.

Sexo é sentido: olhar, cheirar, degustar, ouvir, tocar.

Um infinito de possibilidades e de impedimentos é o sexo.

2
O que chamam de sexo

Segundo o dicionário Houaiss, *libido* (do latim *libido*) é energia vital, procura instintiva do prazer sexual, desejo e energia que está na base das transformações da pulsão sexual.

E continua: sexo não é *paixão* (do latim *passionis*), a qual significa sentimento, gosto ou amor intensos a ponto de ofuscar a razão; grande entusiasmo por alguma coisa; atividade, hábito ou vício dominador. Sexo também não é *amor* (do latim *amorem*), ou seja, não é atração afetiva ou física que, devido a certa afinidade, um ser manifesta por outro.

Uma das deusas mais lembradas da mitologia grega é Afrodite, a deusa do amor, da beleza, do prazer, da paixão e da procriação. Filha de Zeus e Dione, era casada com Hefesto, o deus do fogo, dos ferreiros e metalúrgicos. Entretanto, teve outros relacionamentos simultâneos. Os contatos extraconjugais de Afrodite geraram, dentre outros, Eros (deus da paixão e do amor), sinônimo de instinto de vida, para Freud, no início do século XX, como detalhado adiante.

Os gregos cultuavam a deusa Afrodite, dedicando-lhe um festival a cada ano, denominado Aphrodisia (de onde derivou o termo *afrodisíaco*, que significa lascivo, sensual, luxurioso, carnal, libidinoso, excitante). Os adoradores ofereciam à deusa fogo, flores e incenso. Esse culto – que se disseminou para vários povos – pede e agradece as colheitas fartas e a perpetuação da espécie, por meio de filhos fortes e saudáveis. Alimentos e bebidas que supostamente estimulam o desejo sexual, favorecendo a fertilidade, receberam a denominação de afrodisíacos (um capítulo é dedicado a eles, mais adiante).

Neste livro, será utilizada a palavra "sexo" como sinônimo de "atividade sexual", embora ela também esteja associada à biologia. A Organização Mundial da Saúde (OMS) entende que *sexo* se refere às características biológicas que definem os seres humanos como femininos ou masculinos. Essas características não são mutuamente exclusivas, havendo quem possua ambos os conjuntos de caracteres (de macho e de fêmea).

Sexo como prática, como sexualidade, é um aspecto central da vida, incluindo identidades e papéis de gênero, orientação sexual, erotismo, prazer, intimidade e reprodução. Experimentado e expresso em pensamentos, fantasias, desejos, crenças, atitudes, valores, comportamentos e relacionamentos, pode ou não englobar todas essas dimensões. E também ser influenciado pela interação de fatores biológicos, psicológicos, sociais, econômicos, políticos, culturais, éticos, legais, históricos e religiosos, vários dos quais detalhados nos próximos capítulos.

Na música pop, excelentes definições foram rimadas, entre as quais se destacam as de Rita Lee, Arnaldo Jabor e Roberto de Carvalho: "sexo é pagão, invasão, animal, carnaval, escolha, imaginação..."

O sexo tem, portanto, caráter biopsicossocial e se manifesta desde a vida intrauterina. Nos humanos, ultrapassa os limites da anatomia e da fisiologia, constituindo-se no principal polo estruturante da identidade e da personalidade. A disponibilidade sexual é permanente, sendo em boa parte controlada por interdições socioculturais e refletindo o contexto histórico e cultural em que vive a pessoa, ainda que se manifeste de forma evolutiva e individual ao longo de sua vida. Já nos animais, o comportamento sexual prioriza a perpetuação da espécie, por meio de ciclos de fertilidade (o cio).

Além da influência biológica, comunicação e valores vigentes moldam o desempenho e a satisfação sexual de cada um de nós.

A organização dos grupos humanos em sociedades, favorecendo a convivência, dependeu do surgimento de códigos para possibilidades e proibições sexuais, anteriores às crenças religiosas. Se fossem regidas somente pelo instinto, as sociedades não estabeleceriam a mesma organização sexual que têm, com a adoção de regras que canalizam o desejo, como instrumento de estruturação sociológica. Essas regras, tornadas leis, garantem estabilidade. Ou seja: não havendo mecanismos biológicos que controlem a atividade sexual humana, a cultura passou a exercer esse papel.

Qual é a diferença, então, do sexo para os animais e os humanos? Nos animais vertebrados (inclusive nos humanos), o intercurso sexual é indispensável à reprodução. Os ritos de procriação são demarcados e característicos de cada espécie: época do cio, escolha de parceiros, rituais de acasalamento, tempo de gestação e número de crias. Diferentemente do que ocorre com os humanos, cuja disponibilidade sexual é constante (da adolescência à senilidade) e independe de efetores ou inibidores cíclicos, a atividade sexual dos animais é restrita à reprodução e é rigorosamente controlada por ciclos biológicos de fertilidade. Desta feita, hormônios e sinalizadores da função sexual ficam inativos, em períodos próprios de cada espécie, o que resulta em "abstinência" sexual fora da época do cio.

Dentre os achados arqueológicos da Pré-História, estão os primeiros registros sobre a vida sexual humana, os quais sugerem que as relações sexuais obedeciam a lei da natureza, como nos animais. Para garantir a sobrevivência, a agricultura e os rebanhos, agrupações humanas se formaram. A monogamia, dando origem à família, possibilitou a manutenção do patrimônio. A preservação dessas comunidades foi alicerçada na copulação frequente (mantendo os homens no lar) e na caça coletiva (cujo produto era dividido entre as famílias).

Os homens caçavam, as mulheres cuidavam da prole e da colheita, tarefas essas regidas por fatores essencialmente biológicos: uma fêmea grávida carrega um único descendente por longo período, o que representa um grande investimento. Por outro lado, um macho produz permanentemente inúmeras células reprodutoras, podendo fecundar várias mulheres.

Além de propiciar a retenção dos bens numa só família, a monogamia significava que o homem não dispunha de condições para manter mais que uma mulher e respectiva prole. A poligamia era aceita se os recursos fossem fartos e a população necessitasse crescer. Trocas de parceiros sexuais, assim como de alimentos, eram permitidas, porém regidas por prioridades. Os humanos desenvolveram uma complexa rede social para evitar as uniões consanguíneas (endogamia).

Fonte de prazer, o sexo – em seu aspecto erótico – frequentemente esteve submetido a preconceitos, mitos, tabus, leis civis e dogmas religiosos. Todos esses, também sujeitos às mudanças de valor, conforme a época e a cultura.

Em diversas sociedades, o estigma do adultério esteve presente, da mesma forma que o significado de força, atribuído ao sexo reprodutor. Em função disso, toda atividade sexual sem esse fim (ou seja: masturbação, relações homossexuais, sexo exclusivamente erótico sem objetivo de reprodução) era considerada inadequada.

No antigo Egito, o tabu do incesto não existia na família real e nas classes abastadas. O casamento entre irmãos tinha caráter místico (os príncipes descendiam de divindades) e econômico (evitava-se a divisão do patrimônio).

As primeiras sociedades do Ocidente eram matriarcais, o que se evidencia por esculturas em osso ou marfim e desenhos nas paredes, os quais aludiam a mulheres com a genitália em evidência.

Uma revolução social, no final do terceiro milênio a.c., resultou no término do matriarcado. O patriarcado foi levado para a Europa pelas primeiras civilizações da Idade do Bronze. Com a ascensão do patriarcado, proliferaram a prostituição e o adultério.

De lá para cá, muita coisa mudou. No entanto, a atividade sexual continuou e continua sendo exercida no campo imensurável do desejo, da fantasia, da ficção e do mito. Ela é, essencialmente, um exercício de liberdade e o ponto de convergência das aspirações humanas. Mas ainda há quem duvide.

3
Sexualidade infantil. Ui!

Em pleno século XXI, ainda causa estranheza falar em sexualidade infantil, apesar de as fases do desenvolvimento da libido terem sido investigadas por Freud no início do século passado. Estudadas e validadas até hoje, essas fases caracterizam o desenvolvimento da personalidade (que se dá em paralelo ao desenvolvimento sexual, em consonância com o amadurecimento cerebral). Ou seja, durante o crescimento, o ser humano ganha autonomia dos movimentos e das sensações corpóreas, bem como se apropria das zonas erógenas (geradoras de prazer) e do acesso a elas, estimulado pela necessidade inata de prazer e alívio da tensão.

Quais são essas fases do desenvolvimento da libido e como elas funcionam? Na tabela a seguir, são ilustrados o nome de cada fase, a idade e as zonas erógenas envolvidas. A "meta do desenvolvimento" representa o que devemos esperar, depois que a criança supera cada uma dessas fases.

Idade	Fase	Zona Erógena	Meta do Desenvolvimento
Da vida intrauterina até 2 anos	Oral	Boca e entorno	Amamentação / Desmame
Entre 2 e 3 anos	Anal	Ânus e entorno	Controle dos esfíncteres (da bexiga urinária e anal)
Entre 4 e 6 anos	Pré-genital	Genitais	Identificação com um genitor (pai e/ou mãe)
Entre 6 e 12 anos	Latência	Energia focada no social	Socialização
Dos 13 anos à idade adulta	Genital	Genitais	Maturidade e intimidade sexual

Novas pesquisas mostram que essas fases continuam valendo e que crianças e adolescentes evoluem emocional e sexualmente em função da curiosidade natural sobre seus corpos, suas emoções e as emoções e os corpos dos outros. Esse desenvolvimento pode ser entendido como uma sequência de estágios que nada têm de precoce ou patológico. É fácil perceber e confirmar o que vai descrito nos próximos parágrafos. O desenvolvimento sexual infantil salta aos olhos do observador, por mais distraído ou incrédulo que ele seja.

Aos 2 meses de vida, já é possível observar a ereção peniana de um bebê do sexo masculino.

A partir dos 9 meses, os bebês, quando estão nus, manipulam seus genitais, sorriem ao urinar e manifestam desconforto quando a fralda está molhada ou suja.

Atingindo um ano, mostram-se carinhosos com o cuidador, com os bonecos e com os bichinhos de brinquedo.

Aos 2 anos, já aprendem a dar beijo, demonstram alguma dificuldade para ir ao banheiro em locais desconhecidos e têm consciência de seus próprios genitais, os quais continuam a manipular, especialmente quando estão nus.

É nessa fase que surge o interesse pelas diferenças físicas entre os sexos, por pessoas da casa se despindo e por diferentes posições para urinar.

A partir dos 3 anos, falam sobre essas diferenças e o interesse pelos próprios órgãos genitais aumenta. As crianças os tocam, olham e tocam os adultos.

Com 4 anos, começam a observar e "apontar" os genitais dos outros, ao mesmo tempo que exigem privacidade e manifestam interesse em atividades de "banheiro" (urinar, evacuar, tomar banho).

Na idade de 5-6 anos, reconhecem as diferenças entre meninos e meninas. A manipulação dos genitais passa a ser mais discreta, resultando disso menor exposição do corpo.

Alguma exploração mútua persiste até os 7-8 anos. Ainda que as relações sociais ganhem importância, a criança busca saber mais sobre o funcionamento do corpo. Risadinhas, palavras obscenas, piadinhas de cunho sexual são ensaiadas.

Esse comportamento se intensifica a partir dos 9 anos e, na sequência, se acrescentam leituras e acesso à internet pelo interesse por conteúdos de conotação sexual.

Da puberdade à adolescência, e dependendo dos valores, dos antecedentes e da cultura, as experiências sexuais com parceria começam a ser cogitadas.

Essa evolução pode ser percebida pelos comportamentos sexuais esperados em cada faixa etária, como descrito a seguir.

Do nascimento até os 4 anos, a criança demonstra conforto em estar nua, tocar o corpo e segurar os próprios genitais, bem como praticar masturbação "automática", inconsciente. É óbvio e compreensível seu interesse pelas partes e funções do corpo e o desejo de tocar os genitais das crianças próximas e de seus familiares.

Entre os 5 e os 9 anos, aumenta a necessidade de privacidade e a masturbação. Persiste a curiosidade sobre os genitais de outras crianças, envolvendo olhar e/ou tocar os corpos delas ("Mostre-me o seu que eu vou mostrar o meu"). Também se observa a curiosidade sobre bebês, gênero, relacionamentos, atividade sexual, por meio de perguntas diretas ou indiretas, utilizando brincadeiras, palavras de "banheiro" ou apelidos para as partes íntimas.

A partir dos 10 até os 13 anos, crescem a necessidade de privacidade, inclusive para a masturbação, e a curiosidade sobre o sexo e a linguagem sexual. O interesse em relacionamentos de namoro se inicia. Abraços e beijos em pessoas conhecidas, exibição física entre os pares de idade e uso de celulares e internet, com finalidade específica sexual, além da geral, tornam-se frequentes.

A sexualidade infantil, além de inevitável, é fundamental. Estabelece o conhecimento e o contato da pessoa com ela mesma, a define e a prepara para conhecer e se relacionar com o outro. O desconforto que muitos sentem com esse tema, a ponto de aboviná-lo, está na avaliação dessa sexualidade pela óptica do adulto. A sexualidade infantil não tem essa conotação. O obsceno está no valor equivocado que se atribui a ela, ao interpretá-la pelo prisma da sexualidade adulta. A criança ainda não chegou lá, em termos de fantasias, desejos e atos, mas sexualiza, sim, no legítimo anseio de superar seus limites e amadurecer.

Entre os 14 até os 17 anos, a importância da privacidade persiste, havendo maior acesso a informações sobre sexo e interesse por materiais que exacerbem a excitação (vídeos, revistas, fotos). As conversas sexualmente explícitas e/ou o uso de humor e obscenidades com colegas vão se tornando mais e mais comuns, enquanto cresce o interesse em iniciar relação sexual com alguém. A atividade sexual com parceiro(a) de idade semelhante (consentimento mútuo deve ser valorizado) passa a ocorrer, assim como permanece o uso de celulares e internet nos relacionamentos com os colegas.

Essa evolução é tanto mais saudável quanto mais adequado for o ambiente em que a criança está inserida, seja esse ambiente o familiar, o escolar ou o social. Bloqueio, aceleração ou qualquer outra intercorrência em uma ou mais dessas fases podem gerar dificuldades sexuais na vida adulta, como será discutido adiante.

O desenvolvimento da sexualidade infantil e do adolescente é, portanto, de suma importância, não só por delinear a prática sexual futura, como por estar intrinsecamente associado ao desenvolvimento emocional e até físico de cada pessoa.

4
(Des)Educação sexual. Ai!

As crianças devem ter educação sexual nas escolas? E como essa educação é atualmente ministrada? O tema costuma ser abordado em matérias jornalísticas que detalham de que forma reconhecidas instituições de ensino do país e do exterior praticam essa educação. Algumas dessas práticas seguem metodologias extremamente adequadas, enquanto outras carecem de maior precisão e objetividade.

A fase em que a educação sexual começa a ocorrer, em boa parte das escolas brasileiras, corresponde ao quinto ano do ensino fundamental. Toma-se o cuidado de levar em conta a curiosidade dos alunos e não responder mais do que eles indagam. Em contrapartida, a estratégia utilizada é, muitas vezes, a de perguntas por escrito que os alunos, de forma anônima, depositam numa caixa. Aqui, alguns pontos merecem ser questionados: por que não se inicia essa educação mais cedo, antes que mitos e preconceitos se consolidem na cabecinha das crianças? Por que não se fala abertamente, em vez de por escrito e anonimamente? Mensagens dúbias, falta de naturalidade com o tema, constrangimento e tabus é o que se quer evitar. Ou perpetuar?

Vestir camisinha na banana, ensinamentos sobre hormônios sexuais e sobre puberdade para meninos e meninas em salas separadas (no suposto propósito de mais descontração), cuidados com um ovo (que representaria um bebê) são outros exemplos de práticas de ensino da sexualidade referidas por educadores e repetidas há décadas, sem nenhuma comprovação ou avaliação dos resultados. Pois bem (ou mal): é inacreditável que até hoje uma banana represente o órgão sexual masculino em sala de aula. Um pênis de silicone, por exemplo, teria efeito mais didático e menos pejorativo. Separar meninos de meninas, para ensinar o desenvolvimento sexual de cada um, exclui o aprendizado sobre o outro, o que é extremamente contraproducente. Cuidar do ovo (suposto bebê), antes de saber cuidar de si, é um prato cheio, um convite à gravidez precoce.

Temas que dizem respeito à "sexualidade de outros" são parte da educação sexual nas escolas. Quem são esses outros? Homossexuais, transexuais e assexuais? Se eles estão ou não presentes na sala de aula precisa ser levado em consideração. Recomenda-se mais cautela e mais inclusão ao lidar com essa temática. Imprescindível é a apresentação de todos os aspectos que compõem o desenvolvimento sexual, ou seja, uma abordagem biopsicossocial, calcada em evidências e não em opiniões pessoais. Em outras palavras: à criança deve ser apresentada a multiplicidade de fatores que formam e modulam o sexo. E deve ser garantida a ela a autonomia para se desenvolver quanto a sua orientação e identidade sexual, sem cerceamentos nem direcionamentos, antecipações ou atrasos.

Cabem aqui duas observações básicas. A primeira delas escancara que, se insistirmos em que nossos jovens vistam camisinha na banana, discutam temas sexuais em salas separadas, não façam perguntas de forma explícita, cuidem do ovo e se ocupem da "sexualidade do outro" (como algo pitoresco e diferente), estaremos negligenciando discutir erotismo, prazer sexual, direitos e deveres sexuais, desconforto no sexo, preconceito, discriminação e violência sexual. E, consequentemente, como lidar com tudo isso de forma saudável e efetiva. Erotismo e prazer sexual são inerentes às pessoas. Deveres e direitos mútuos são a base para um equilíbrio relacional e devem ser estimulados, se ainda não tiverem sido incorporados, por meio da convivência familiar e social. Desconforto, preconceito, discriminação e violência resultam de uma educação sexual falida ou da ausência dela, entre outras falhas educacionais.

A segunda observação lembra que educar para a sexualidade exige estar à vontade e "bem resolvido" com a sua própria, o que depende de real e profundo conhecimento do assunto, resultando em capacidade de discuti-lo sem meias palavras e sem metáforas. Portanto, os profissionais de saúde e de educação devem receber mais do que só informações, para estarem instrumentalizados e habilitados a ministrar educação sexual de fato para a garotada: conhecimento sobre desenvolvimento físico e psicológico, ética, interação socioafetiva, capacitação para transmitir sem vieses esse conhecimento às novas gerações são quesitos imprescindíveis.

O que são os vieses? Nada mais que atalhos para os quais as crianças muitas vezes são direcionadas e, com isso, impedidas de pavimentar, por si mesmas, a sua própria trajetória.

Esse direcionamento enviesado não necessariamente é intencional. Pode resultar do despreparo de quem ensina. Nem por isso deixa de ser preocupante, para dizer o mínimo, pois acaba por se constituir num calcanhar de aquiles, daquela pessoa em formação, com consequências que variam do preconceito à violência sexual, da aversão sexual ao sexo compulsivo, na vida adulta.

Deixo aqui registrada a minha solidariedade aos professores e profissionais de saúde que – na maioria das vezes – não tiveram oportunidade de receber educação sexual na sua formação profissional. Apesar disso, se empenham para oferecer às crianças e aos adolescentes o que está ao seu alcance. Nós, os especialistas, devemos nos ocupar de melhor instrumentalizá-los.

5
Homem e mulher. Diferentes?

Há quem garanta (por observação ou experiência própria) que o sexo seja diferente para as mulheres e os homens. Segundo essa visão, para elas o sexo ganharia importância quando agregasse intimidade e compromisso, enquanto para eles, seria uma atividade da qual nunca se cansam, o que lhes facilitaria espalhar suas sementes.

Comenta-se que os homens são mais capazes de separar sexo de amor, enquanto as mulheres tendem a associar os dois. Nesse sentido, eles se tornariam menos seletivos e pouco monogâmicos, priorizando o prazer; elas, mais discriminadoras e dedicadas a um(a) parceiro(a) sexual por vez, tendo o relacionamento como prioridade.

Vale parênteses aqui: todos esses aspectos, debatidos à exaustão, parecem compor, em realidade, diferentes mosaicos, que caracterizam homens e mulheres diversos. Vale questionar se essa distinção existe mesmo, se pode ser considerada universal e atemporal e se já temos elementos suficientes para afirmações categóricas sobre esse assunto.

Os mecanismos supostamente envolvidos com essas diferenças são aqueles decorrentes das particularidades estruturais e funcionais dos cérebros do homem e da mulher, bem como das influências dos hormônios sexuais e de fatores psicológicos e socioculturais, atuando conjuntamente ao longo da vida.

Essa diferença de visão a respeito do sexo seria o cerne dos conflitos sexuais cotidianos dos casais? Na verdade, historicamente, o estudo da correlação entre diferenças no cérebro e no comportamento sexual de homens e mulheres foi negligenciado pela neurociência, até que reiterados relatos sobre divergências entre parâmetros masculinos e femininos de aprendizado e desempenho de tarefas começaram a ser estudados e associados a número desigual de sinapses corticais e de estruturas do hipocampo, entre outras causas.

A ressonância magnética funcional revela diferenças entre os cérebros de mulheres e homens, as quais repercutem no raciocínio não verbal, nas respostas aos estímulos ambientais, na leitura das "emoções faciais", no medo e na ansiedade, bem como nas respostas aos estímulos sexuais explícitos e na intensidade do estresse associado a essas tarefas.

A título de ilustração, são detalhadas a seguir algumas dessas diferenças.

O hipocampo (região do cérebro associada ao aprendizado e à memória) é maior em mulheres do que em homens. Além disso, sua reatividade ao estresse é mais intensa nelas, o que explica a maior vulnerabilidade feminina ao estresse pós-traumático e à depressão.

A amígdala, outra estrutura cerebral, responsável pelo comportamento sexual e pela proatividade, é maior nos homens. Por outro lado, o córtex pré-frontal, o qual responde por resolução de conflitos, tomada de decisões e comportamento social, é maior nas mulheres.

No que tange à síntese e à resposta aos neurotransmissores, a concentração de serotonina é 50% maior neles do que nelas, promovendo assim maior vulnerabilidade delas à depressão, uma vez que os tais neurotransmissores regulam o estado de humor. Mulheres também são mais sensíveis à atividade do neurotransmissor dopamina, o que explica por que elas se tornam dependentes químicas mais rapidamente do que eles.

Todas essas peculiaridades neuroanatômicas e funcionais sustentariam comportamentos específicos para cada sexo.

A literatura recente sobre os aspectos pessoais e relacionais do comportamento sexual, apesar de robusta, não descreve a sexualidade como uma construção multidimensional. Ao contrário, explora apenas alguns componentes, principalmente o humor e a satisfação no relacionamento.

Humor e aspectos relacionais influenciam a atividade sexual. As interações e as adversidades podem estimular a atividade sexual em homens. Por outro lado, o estado de humor positivo aumenta e o negativo diminui o interesse sexual em mulheres.

A percepção de parceria sensível à relação incentiva o sexo futuro e a atração física em homens, o que, por sua vez, melhora o humor masculino e a capacidade de resposta aos sentimentos. Nas mulheres, perceber a receptividade do(a) parceiro(a) resulta em satisfação das necessidades íntimas e sexuais, o que aumenta os sentimentos positivos sobre o(a) parceiro(a) e o relacionamento. Estariam esses resultados corroborando a máxima de que homens fazem sexo para se sentirem bem e as mulheres o fazem quando se sentem bem?

As pesquisas também sugerem que as preliminares sexuais não se limitam ao aconchego no quarto: um contexto agradável ao longo do dia é essencial para a vontade sexual. Mulheres são mais sensíveis a essa realidade do que os homens. De todo modo, intervenções terapêuticas para benefício da atividade sexual devem impulsionar interações relacionais como um todo e não se concentrarem apenas na resposta sexual.

6

Sexo é vida. Vida sem sexo

Discorrer a respeito do sexo e de sua intrínseca relação com a vida nos leva, necessariamente, a buscar em Freud um embasamento e uma direção.
Nas linhas que se seguem, serão apresentados, de forma resumida e simplificada, alguns conceitos fundamentais da teoria freudiana, pertinentes a esse tema. Conhecê-los ou recordá-los em muito ajudará nessa estimulante empreitada.

Nossas tendências e nossas inclinações se apresentam de forma independente, sem qualquer organização, apenas regidas pela busca do prazer, caracterizando nosso "eu" mais primitivo (sem freios). Nas palavras de Freud, o instinto é um contínuo excitante interno que, quando estimulado de forma adequada, gera prazer.

A respeito de nossos instintos, Freud argumentou, inicialmente, que cada um de nós se preocupa, de um lado, com a própria sobrevivência (pulsões do ego); de outro, pretendemos garantir a perpetuação da espécie (pulsões sexuais). Pelas pulsões do ego, a pessoa se autodefine (egoísmo), enquanto se supera, ao unir com alguém seu material genético, por meio das pulsões sexuais. Desta feita, os impulsos sexuais e os impulsos do ego estariam em constante conflito, visto que somos muitas vezes levados a abrir mão de nossos prazeres pessoais, quando outra pessoa entra em nossas vidas.

No decorrer de seus estudos, Freud modificou várias vezes esses conceitos, mas manteve uma posição dualista durante toda sua existência, baseando-se na antítese amor/ódio. Nos últimos anos, limitou-se a considerar dois instintos primários: o de vida e o de morte. A expressão do instinto de vida encontra-se no amor, no comportamento cooperativo, nas tendências construtivas, no sexo e na autopreservação. O instinto de morte é manifestado pelo ódio e pelas tendências negativistas e destrutivas. Pode-se perceber o comportamento autodestrutivo nos equívocos que as pessoas cometem contra si próprias, nos pequenos descuidos, bem como nos acidentes, nos comportamentos extremamente masoquistas e suicidas. Nas doenças e na deterioração física, o instinto de morte se associa a agentes nocivos externos.

Ao observar o comportamento humano cotidiano, compreendemos que os dois instintos básicos (de vida e de morte) estão fundidos um no outro. Apesar de fundidos, competem e se complementam dentro de cada pessoa: o instinto de vida busca a união; o instinto de morte procura o rompimento.

A oposição, inicialmente proposta por Freud, entre os impulsos do ego e os impulsos sexuais, tendo sido reconsiderada por ele, ampliou o conceito de sexualidade, e o termo "Eros" passou a ser empregado pelo autor com o *status* de impulso fundamental: permaneceu a ideia de que a atividade sexual diz respeito ao indivíduo se autopreservando, porém sem haver necessariamente a intenção de perpetuação da espécie.

O princípio do prazer estaria, então, associado ao esforço do nosso aparelho mental no sentido de manter uma mínima intensidade possível de excitação (desconforto crescente, até se obter satisfação). Ou seja: sentimos prazer quando nos livramos da excitação, pois o desprazer deriva de um estado de tensão (sexual) não aliviado e da necessidade de se livrar desse estado.

Cada pessoa tem uma capacidade própria (e limitada) de suportar a tensão, até que precise desviá-la, passando-a adiante, o que acaba perpetuando Eros. Ou seja, se a nossa capacidade de suportar a tensão fosse ilimitada, nunca iríamos buscar onde colocar nossa energia libidinal, não nos uniríamos a outra pessoa.

O instinto de vida recebeu da psicanálise o nome de libido, a qual se desenvolve na dependência de funções do corpo. Todos os fenômenos do erotismo oral, anal, pré-genital e genital, bem como os vínculos que estabelecemos com quem satisfaz nossas necessidades fisiológicas, confirmam a relação da libido com as funções do corpo.

Ao se entender que a libido se associa às funções fisiológicas, entende-se que a pessoa é uma entidade mente-corpo: os instintos se situam no limite entre o psiquismo e o organismo. Todas as atividades físicas e mentais, incluindo a atividade sexual, estão destinadas a servir ao instinto de vida (união) e ao instinto de morte (desagregação).

Sendo assim, como entender e explicar a vida sem sexo, especialmente de quem não sente falta, sequer pensa no assunto? Os chamados "assexuais" ganharam visibilidade especialmente a partir da criação do site AVEN (*Asexual Visibility and Education Network*), ao qual se filiaram aqueles que não fazem sexo e não sofrem por isso. Não se trata de um grupo homogêneo. Engloba, na verdade, vários subgrupos, facilmente identificáveis e que se autodefinem como: alossexuais (que sentem atração sexual, apesar de não fazerem sexo), românticos (que têm atração romântica), demissexuais (que podem chegar a ter atração sexual, quando desenvolvem um vínculo afetivo com alguém), gray-assexuais (os quais sentem desejo sexual em situações específicas), entre outros tipos que vão se revelando de tempos em tempos.

Seria a "assexualidade" uma quarta orientação sexual, além da hetero, da homo e da bissexualidade, já bem conhecidas? Maior atenção ao tema se faz necessária, uma vez que o contingente de pessoas que se definem hoje como assexuais é relevante. Estudo populacional que realizei em 2016 encontrou 2,5% de homens e 7,7% de mulheres que declararam não fazer sexo, não sentir falta e nem sofrer por isso. Uma parcela deles, entretanto, mantinha eventualmente atividade masturbatória, com fantasias as mais diversas, incluindo pessoas do mesmo sexo, do sexo oposto, dos dois sexos, e também objetos, partes do corpo, situações de submissão ou dominação, entre outras.

Quanto à libido dos assexuais, o que se pode afirmar? Na certa está direcionada temporária ou definitivamente a outras fontes de prazer e satisfação, tais como uma carreira profissional, uma missão, um projeto de vida, uma causa. Exatamente como os "não assexuais" fazem, quando – pelas mais diferentes razões – se autoimpõem abstinência sexual. Todos os "sexuais" já tentaram essa façanha (viver sem sexo) alguma vez na vida, com sucesso ou fracasso nessa tentativa. Por que o fizeram? Por insurgência a Eros ou a Tânatos. Confira no próximo capítulo.

7
Sexo é morte. Morrer pelo sexo

Para os franceses, o orgasmo é *"la petite mort"*. E não por acaso.
Tânatos, na mitologia grega, é filho de Nyx (deusa da noite) e irmão de Hypnos (deus do sono). Personifica a morte, aparecendo aos humanos para conduzi-los ao submundo, quando o tempo concedido a eles pelo Destino expira. É representado como um bebê adormecido nos braços de sua mãe ou como um jovem carregando uma borboleta (significando a alma). Também é mostrado segurando uma tocha invertida, a qual representa a extinção da vida.

Eros, o deus do amor, é, na mitologia grega, uma das forças primitivas e criativas da natureza, frequentemente representado por um jovem bonito, alado e com os olhos vendados, simbolizando a cegueira do amor. Algumas vezes carrega uma flor e, mais comumente, um arco de prata, com o qual dispara flechas de desejo contra o peito dos deuses e dos homens.

Freud propôs uma nomenclatura paralela para Eros (pulsão da vida) e para Tânatos (pulsão de morte), reportando-se à mitologia grega. Eros, o aspecto erótico da relação, está centrado na fusão. Para isso, o ego deve desaparecer, pela simbiose com o outro. E, para que a fusão se desfaça e ocorra a individualização, entra em cena Tânatos. Daí, os parceiros recobram sua unidade, sentindo-se mais indivíduos do que antes. Sozinhos, recomeçam a incessante busca da plenitude, da satisfação total.

Para manter a pulsão sexual num nível mínimo de tensão, Eros (pulsão de vida) se opõe a Tânatos (pulsão de morte). Em outras palavras: enquanto Eros implica fusão de entidades (que deixam de existir separadamente), Tânatos é explosão da tensão acumulada. É fragmentação. Esses aspectos, já comentados no capítulo anterior, são aqui retomados.

Sendo duas formas diferentes, simbolizam a oposição entre a vida e a morte, mas indicam direções diversas para o desenvolvimento da vida. Desta feita, o sexo, por mais prazeroso que seja, contém insatisfação, pela impossibilidade humana de superar a oposição entre Eros e Tânatos, entre pulsão de vida e pulsão de morte.

O nosso crescimento e o nosso amadurecimento dependem especialmente da interdição em atingir a satisfação plena. Assim, seguimos sob o constante desafio de encontrar a satisfação completa.

Em nosso cotidiano, Eros e Tânatos se revezam, o tempo todo, cada vez que nos "ligamos" e nos "desligamos". Desafiados por uma tensão interna, a qual nos impele para algo ou alguém, abrimos mão do nosso eu, individual, singular e limitado, na expectativa de conseguir a completude.

Isso acontece quando nos envolvemos numa relação sexual, essa conjunção que se efetiva entre corpos e, com um pouco de sorte e muito de desapego, se estende para além do plano físico.

No entanto, a sabedoria popular reconhece que "nascemos sós e sós vamos morrer". Não há quem escape dessa máxima universal, na mesma medida em que não há quem ouse desafiá-la sem fracassar.

A prática sexual é uma dessas ousadias, por meio da qual quase saímos vitoriosos. Especialmente, quando a *petite mort* nos presenteia com um gozo sincronizado ao da nossa parceria. Nessas condições, sexo é morte: a morte do singular, dando lugar ao completo. Agora você entende o que é morrer pelo sexo.

Para quem pensou que morrer pelo sexo fosse adoecer até a finitude, suicidar-se ou sacrificar a própria vida (no plano físico), em nome da atividade sexual, cabe um alerta: sexo é sempre morte, porque resulta na perda dos limites. Morrer pelo sexo é se entregar e concretizar uma fusão, a qual se desfaz, quando a tensão se resolve. Morrer ou se deixar matar *em nome do sexo* é outra coisa. É um processo sem volta e sem gozo. Um ponto-final, em vez de pontos de exclamação, seguidos de reticências...

8
Amor é menos sexo?

Aprendemos a amar muito tarde, já que durante a nossa primeira infância apenas desejamos ser amados. A passividade de ser amado por nossos pais, e por outros que se preocupam conosco, antecede nossa possibilidade de retribuição. Algum desenvolvimento pessoal precisa ter ocorrido para estarmos aptos a compartilhar nosso amor.

Não se trata simplesmente de migrar da inércia para a ação. Nem de apenas saturar a nossa capacidade libidinal e ter de buscar onde realocá-la.

Quando iniciamos o processo de amar, partes do nosso corpo ocupam nossa atenção (autoerotismo); antes de mais nada, desenvolvemos um ego de prazer, projetando o desprazer no mundo externo. Isso porque, enquanto estávamos no útero, todas as nossas necessidades eram atendidas. No nascimento, essa confortável situação se inverte e a nossa satisfação passa a depender de objetos externos. Se de início valorizamos nosso corpo, na tentativa de nos sentirmos amados sem depender dos outros, logo nos damos conta da nossa incompletude, da limitação de nossos recursos pessoais frente às demandas da nossa satisfação plena. Passamos, então, a amar quem satisfaz nossa necessidade de sermos amados.

Em termos práticos, como o seio da mãe (ou a mamadeira) não está tão disponível quanto o alimento que a placenta oferece (de forma automática e ininterrupta), o bebê precisa "informar" por meio do choro, por exemplo, que deseja mamar. Desse modo, pouco a pouco, a criança aprende que existem regras vinculadas à condição de ser querida e ser cuidada. Aprende a se comportar e a se adequar para receber amor. A transposição da inércia para a ação ocorre, portanto, quando ela percebe que não será amada incondicionalmente.

Para melhor apresentar essa premissa e, a partir daí, responder se o amor significa ou não menos sexo, é preciso recorrer aos antigos gregos. Eles distinguiam, essencialmente, três tipos de relações afetivas. *Philia* corresponde à relação baseada na amizade recíproca, no compartilhamento de objetos e de valores. *Eros* denomina a paixão, o desejo mútuo, enquanto *ágape* significa cuidado, zelo prevalecendo sobre o desejo.

No século passado, mais precisamente em 1977, o psicólogo canadense John Alan Lee retomou essa tipologia no *best-seller The Colours of Love*, considerando que há seis tipos de amor: o lúdico (*ludus*), o erótico (*eros*), o solidário (*storge*), o maníaco (*mania*), o pragmático (*pragma*) e o puro (*ágape*).

O amor lúdico seria um sentimento que não se aprofunda, porque a pessoa não se entrega à relação, freando suas emoções.

O amor erótico, dominado pela atração, uma vez deflagrado, acompanha-se de intenso desejo sexual. Há casos em que a pessoa desenvolve dependência da outra e a atividade sexual precisa ser praticada repetidamente. Outras vezes, a atração representa apenas o começo de uma relação amorosa longa e significativa.

O amor solidário seria aquele que acontece por meio de uma elaboração cognitiva ("cai a ficha"): num dado momento, o sentimento de amizade e companheirismo muda, se transforma.

No *pragma* – um amor decorrente dos casamentos arranjados, raros nas sociedades ocidentais contemporâneas –, prevalece a confiança sobre a paixão, os aspectos intencionais sobre as emoções. Há quem duvide que se possa considerar o *pragma* como sendo amor de fato.

A *mania* se caracteriza pela alternância de sentimentos e pelas oscilações entre extrema alegria e profunda tristeza, as quais dependem da relação com o(a) amado(a). É o amor dos grandes romances, da juventude, das pessoas instáveis ou extremamente controladas (quando perdem a cabeça).

No amor puro (*ágape*), a pessoa se anularia, progressivamente, pois deixar o outro feliz é tudo o que interessa, mesmo que implique vê-lo partir. Esse amor, altruístico por excelência, é incomum e de profunda beatitude. Pode não se concretizar, em função das dificuldades inerentes, as quais, muitas vezes, favorecem o início da afirmação pessoal.

Então, de acordo com Lee, o amor não é menos sexo. Entretanto, o sexo só seria essencial para o amor erótico, não caracterizando nenhum outro tipo, entre os propostos por esse autor.

Alguns anos depois dessa tipologia ter sido divulgada, outro estudioso, Sternberg, publicou (em 1986) *A Triangular Theory of Love*, argumentando que o sentimento amoroso pode ser entendido por meio de um triângulo equilátero, com três elementos em seus vértices: intimidade, paixão e compromisso.

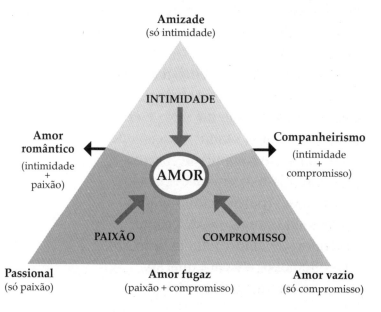

A intimidade corresponderia aos sentimentos de afinidade, aproximação e confiança, ao passo que a paixão diria respeito aos impulsos decorrentes de atração física, domínio e dependência. Já o compromisso responderia à vontade de seguir nessa relação de afeto. A intimidade estaria presente nas relações afetivas, enquanto a paixão e o compromisso seriam exclusivos das relações amorosas, segundo Sternberg.

O "amor completo" seria aquele que contivesse intimidade, paixão e compromisso. Entretanto, poder-se-ia viver uma relação só passional (exclusivamente paixão), vazia (só compromisso), romântica (sem compromisso), de amizade (só intimidade) ou fugaz (paixão seguida de compromisso). Ou, ainda, de companheirismo (intimidade + compromisso).

O autor conclui ser crucial a existência da paixão para que o amor não seja sexo de menos. E alerta: sexo e amor estão presentes numa relação de amor completo (intimidade + paixão + compromisso), passional (paixão) ou romântica (paixão + intimidade).

Nos dias atuais, esses protótipos ainda são válidos? Então, qual seria o seu tipo pessoal e qual sua escolha para uma parceria?

9
Sexo não binário. O que é isso?

Atualmente, vários termos relacionados à sexualidade são figurinhas frequentes na mídia e nas redes sociais. Apesar disso, esses termos ainda carecem de explicação.

Transgênero descreve pessoas que não se identificam com o sexo que lhes foi atribuído ao nascimento (o sexo é atribuído com base nas características sexuais físicas, de forma binária, sendo masculino ou feminino). *Gênero não binário*, por sua vez, descreve quem percebe sua identidade de gênero não sendo masculina nem feminina.

Os limites entre as várias categorias de identidade de gênero por vezes se sobrepõem. Assim, *não conforme de gênero* significa a pessoa cuja identidade, papel ou expressão de gênero difere do que é compatível com os gêneros socialmente mais conhecidos (homem ou mulher) em uma época e cultura.

A diversidade de gênero (aqueles que não são cisgêneros, ou seja, aqueles que não percebem seu próprio gênero em conformidade com o sexo atribuído ao nascimento) varia entre 0,1% e 2% da população, dependendo dos critérios utilizados pelos estudos, os quais avaliam somente os que já se apresentaram nos serviços de saúde. Entretanto, a proporção dos que se identificam (e sofrem por serem diversos de gênero) é maior do que o número estimado de pessoas que acorrem aos serviços médicos e psicológicos para afirmar o gênero com o qual se identificam.

Raros são os estudos que identificam a diversidade de gênero na população geral. A comparação de pesquisas recentes confirma o aumento do número de pessoas que se identificam como transgênero. Já há evidências de que baixos níveis educacional e socioeconômico impactam negativamente na saúde dessa população em especial. Estigma e discriminação social explicam em parte esse impacto. Por conseguinte, maior susceptibilidade às doenças (notadamente as psiquiátricas, como depressão e ansiedade). Os termos que nominam a diversidade sexual ajudam a entender as diferenças quando usados com precisão. Seguem alguns deles e seus significados

Sexo e gênero não são sinônimos. Sexo são as características que distinguem biologicamente masculinidade e feminilidade. Essas características incluem: genes determinantes do sexo, cromossomos sexuais, gônadas, hormônios sexuais, genitália interna e externa e características sexuais secundárias (barba, mamas, por exemplo).

Gênero é o termo que designa o papel social (homem e mulher ou outra condição).

Gênero designado é aquele atribuído ao nascimento como homem ou mulher, que corresponde ao sexo masculino ou feminino, nesse momento.

Identidade de gênero é o gênero experimentado, o senso de gênero que a pessoa tem de si mesma.

Papel de gênero são os comportamentos, as atitudes e os traços de personalidade, que numa sociedade, em um dado momento histórico, designam masculino e feminino.

Expressão de gênero são as manifestações do gênero, as quais incluem nome, pronomes, roupas, tipo de corte de cabelo, comportamento, voz e características físicas, por exemplo.

Cisgênero (cis) é quem percebe seu próprio gênero compatível com o sexo atribuído ao nascimento.

Transgêneros (trans) são pessoas que não se identificam com o seu sexo designado ao nascimento. Antes se utilizava o termo "transexual", mas esse foi perdendo terreno, pois as denominações passaram a focar no gênero e não no sexo. Essa mudança ocorreu na medida do maior conhecimento sobre as questões de sexo e gênero.

Gênero não binário designa quem sente que sua identidade de gênero está entre a masculina e a feminina; pode experimentar ambas as identidades em diferentes graus ou até não experimentar nenhuma mais especificamente.

A mulher transgênero (trans) identifica-se como mulher, mas o sexo designado ao nascimento foi masculino (com base nas características de sua genitália).

O homem transgênero (trans) identifica-se como homem, mas o sexo designado ao nascimento foi feminino (com base nas características de sua genitália).

Travesti é termo utilizado no Brasil para designar uma identidade *transfeminina* – mulher travesti: ou seja, pessoa que se identifica com o sexo designado ao nascimento, mas não se identifica com a expressão e as expectativas sociais/culturais associadas ao respectivo sexo. Então, mantém as características físicas (de homem) e as legitima, mas se veste e se comporta de modo característico ao sexo oposto (como mulher).

Disforia de gênero ou incongruência de gênero designa o sofrimento ou o desconforto experimentado quando identidade de gênero e sexo atribuído ao nascimento não são congruentes.

Orientação sexual é a atração física e emocional de uma pessoa por outra do mesmo sexo e/ou do sexo oposto. Identidade de gênero e orientação sexual não são sinônimos. Pessoas trans e pessoas cis podem ser hétero, homo, bissexuais.

Basta fazer um passeio pela história para confirmar que o sexo nunca foi 100% binário nas mais diferentes civilizações. No entanto, essa realidade nunca esteve tão explícita como a partir da era digital. Para conferir, vale conhecer a famosa escala de Alfred Kinsey, publicada em 1948, na qual o pesquisador sinaliza que entre os norte-americanos "absolutamente" heterossexuais e os "absolutamente" homossexuais, situavam-se os "intermediários", ou seja, aqueles que se atraíam por pessoas do mesmo sexo e do sexo oposto em diferentes gradações. Esses, ao longo de suas vidas, relatavam relacionamentos e/ou atração por homens e por mulheres.

À luz dos conhecimentos atuais, de acordo com elementos de neuroanatomia, genética, endocrinologia, neuropsicologia, entre outras áreas, a identidade, a expressão de gênero e a orientação sexual são definidas a partir da interação de influências biológicas, psicológicas, ambientais e culturais, durante o desenvolvimento da pessoa.

10
Sexo sem atração. Funciona?

A maioria dos textos sobre as características de uma pessoa sexualmente atraente foi escrita por biólogos ou psicólogos evolucionistas. Segundo eles, os machos teriam evoluído para acasalar com o maior número de fêmeas possível, aumentando assim as chances de descendência e perpetuação de seus genes.

Donald Symons (um respeitado psicólogo evolucionista) apontou que a seleção favoreceu os homens que percebiam indícios de nubilidade e de boa saúde como sexualmente atraentes em uma mulher. Núbil (de acordo com Symons) é aquela que está apenas começando a ovular e nunca engravidou. Para esse pesquisador, os sinais de nubilidade são a baixa relação cintura-quadril (RCQ) (indicando a ação do hormônio feminino estrógeno, que se manifesta pela presença do depósito de gordura nos quadris) e pela cor mais clara da pele (uma característica da fêmea em fase reprodutiva, mas que ainda não concebeu).

Nas últimas décadas, outras pesquisas não baseadas em pressupostos da biologia evolutiva ganharam destaque: o índice de massa corpórea (IMC), ou seja, a relação entre altura e peso, passou a ser um preditor da forma física considerada sexualmente atraente, mais do que a RCQ. Vale comentar que, embora o IMC seja relevante para sinalizar o potencial reprodutivo da mulher, é menos preditivo do que a RCQ. Pode-se dizer, portanto, que o padrão da atratividade foi se modificando, ao longo do tempo, estabelecendo novos e diferenciados critérios.

A atratividade sexual masculina, por seu turno, foi menos estudada. No entanto, o tipo mesomorfo (corpo musculoso com ombros mais largos do que os quadris) costuma ser o mais atraente, seguido pelo ectomorfo (perfil delgado) e, depois, pelo endomorfo (acima do peso). Essa atratividade aumenta pela presença de pelos no corpo, não havendo indicadores que relacionem diretamente a capacidade de atração e a saúde masculina: o homem mesomorfo geralmente tem menos saúde do que o ectomorfo.

Os conceitos expostos se aplicam à população de maioria branca, dos países da Europa, Estados Unidos e Canadá.

Os negros que vivem na África do Sul consideram as mulheres robustas como mais atraentes, o que não ocorre com os caucasianos europeus. Contudo, tanto negros sul-africanos que migram para a Europa, quanto aqueles com ascendência negra africana já residentes no continente europeu, têm preferência semelhante aos caucasianos da Europa. Ou seja: as diferenças de preferência podem ser modificadas, conforme o contexto cultural, confirmando que a atratividade não é constitucionalmente determinada, mas sujeita à aculturação.

Portanto, a aculturação impacta nossos critérios de atratividade sexual.

Padrões culturais diferentes, no passado, podem ter influenciado a aptidão reprodutiva, resultando em algumas diferenças étnicas, que foram em parte determinadas geneticamente. É possível que, em sociedades agrícolas (nas quais o suprimento de alimentos priorizava a ingestão de carboidratos e seus efeitos associados ao peso), as mulheres robustas fossem mais atraentes e férteis em idade jovem, adequando-se à ética da virgindade e a uma perspectiva de casamento precoce. Numa comunidade de pescadores, com coleta de alimentos compartilhada entre homens e mulheres, o casamento mais tardio e a permissividade à atividade sexual pré-marital, além do envolvimento da mulher na produção de alimentos, favoreceram a atração pela fêmea jovem mais esguia (com dieta predominantemente proteica). Ou seja, aspectos sociais têm ao menos tanta importância quanto os biológicos, quando a questão é atração física.

Para se tornarem mais atraentes, as pessoas se utilizam especialmente de duas estratégias: autopromoção (amplificação de características para maior apelo a parceiros em potencial) e anulação da concorrência (tentativas de reduzir o valor dos rivais). A autopromoção é a estratégia-chave para oportunidades de relacionamento.

Os caracteres sexuais secundários (mamas, musculatura, pelos, por exemplo), sob influência dos hormônios sexuais, são considerados atrativos pelo que sinalizam. As características físicas consideradas atraentes servem de pista para a qualidade genética e o potencial reprodutivo de quem as detém.

Desde sempre, uma série de táticas vêm sendo utilizadas para tornar alguém mais atraente (aparentando jovialidade, que, em geral, compatibiliza com boa saúde). Mulheres e homens no antigo Egito (~ 3000 a.C.) usavam óleos, especiarias, unguentos e tinturas para criar cosméticos, por questões de saúde e higiene, bem como para acentuar partes do corpo. Na antiga Roma (~ 600 a.C.), as mulheres usavam tintas para os olhos e para colorir bochechas, lábios, unhas e cabelo, além de substâncias para branqueamento dentário.

Na atualidade, cirurgia plástica, maquiagem e roupas que moldam o corpo são algumas estratégias, as quais contribuem para a neotenia (manutenção de características juvenis). Saltos altos, outro exemplo, acentuam a curvatura lombar e alongam as pernas, tornando o porte mais elegante.

As mulheres tradicionalmente competem mais em aspectos de sua aparência física (de modo a sinalizar juventude, feminilidade, saúde e fertilidade); os homens disputam sinais de retenção de recursos (dinheiro e *status*) e exuberância física (altura e musculatura).

Pessoas recentemente separadas podem se envolver em mais comportamentos de aprimoramento da aparência (por exemplo, comprar roupas), a fim de atrair novas parcerias.

Na sociedade contemporânea, a indústria global de produtos cosméticos foi avaliada em 532 bilhões de dólares (em 2017). Por outro lado, o mercado mundial de procedimentos estéticos alcançou 26 bilhões de dólares em 2016, com projeção de chegar a 46 bilhões de dólares em 2026.

Em 2018, as mulheres representavam 86,5% do total dos consumidores desses procedimentos, sendo o aumento das mamas a cirurgia mais popular entre elas. Para os homens, a ginecomastia (que ajuda a definir a musculatura peitoral) foi a mais requisitada.

Como funciona (ou não) o sexo sem atração? A pergunta mais adequada seria "para que serve o sexo sem atração?". Pode-se afirmar que sexo com atração seja privilégio de um encontro sexual despojado de objetivos e interesses subjacentes, objetivos e interesses esses bem mais habituais do que se poderia supor, numa análise superficial. Mais que suposição, é fato: o sexo sem atração é praticado desde que o mundo é mundo, a serviço de estabilidade, equilíbrio ou ponderação impossíveis de se sustentar se todo sexo exercido sobre a face da Terra fosse movido pelo magnetismo e pelo fascínio. Nada mais nos restaria fazer. Nada mais nos encantaria tanto.

Na ausência de magnetismo e fascínio, o sexo sem atração serve a outros propósitos, como alívio de tensão, consolo, "demarcação de território", compensação na falta de outro melhor, embuste, revanche, vitimização... Nada que se compare ao êxtase que o sexo com atração pode produzir, seja qual for o motivo que atrai (Corpo esculural? Inteligência brilhante? Conta bancária robusta?). Nada impede, também, que – com o passar dos anos – a atração se concretize, desencadeada sucessivamente pela beleza, mantida pela inteligência e sustentada por grana farta. Pode também ocorrer o inverso, se a beleza e a grana minguarem e se a inteligência for ofuscada pela deterioração cerebral.

Apesar da atração sexual poder surgir com a convivência, é mais comum que ela recrudesça ao longo do tempo. Sem surpresas, desafios, sedução e conquista, a atração definha, enquanto o sexo reduz seus propósitos e pode perder seu esplendor. Ou, o que não é incomum, definha também, fazendo-se presente apenas pela ausência, pela lembrança, pela saudade e por fidelidade à parceria que já lhe deu um sentido maior.

Como manter essa chama acesa já foi e continua sendo tema para muitos discursos, poemas, crônicas, programas de TV, blogs, conselhos de comadres. Todos acertam quando afirmam que aquilo que o tempo levou, ele não devolve. Acertam, também, quando sugerem que você deve aproveitar o que tem e não lamentar o que perdeu. Não há nada menos atraente do que a autopiedade, inimiga mortal da admiração que você já despertou em alguém, no tempo em que sua autoconfiança fazia você parecer mais bonito, mais inteligente ou mais rico do que realmente era.

11
Sexo (não) saudável

É brutalmente desigual e preocupante o tempo que muitos dedicam ao trabalho e aquele reservado para o entretenimento e o descanso sem culpa. Vivemos uma era de horas curtas e exigências infinitas.

Nas últimas décadas, os hábitos de vida se modificaram (para pior), no sentido de fazer frente às demandas de produtividade, excelência e lucro. Sedentarismo, alimentação hipercalórica, horas maldormidas, abuso de bebidas e de todo tipo de drogas e medicamentos (muitas vezes autoprescritos) foram sendo incorporados ao nosso cotidiano.

Um estilo de vida precário prejudica diversas funções do organismo, mesmo e especialmente numa pessoa jovem: corpo e mente, razão e emoção se ressentem e se manifestam, de diversas formas, dependendo do órgão de choque, do tipo de mau hábito prevalente, das condições ambientais e relacionais de cada um.

O resultado, no entanto, é invariável: falhas, bloqueios, disfunções, que se apresentam isoladas ou múltiplas. Também pode ocorrer hiperfunção e vício.

O conhecimento acumulado e hoje facilmente acessível não impede que esses "fantasmas" aflorem nas madrugadas de insônia, apesar do esgotamento; na digestão difícil do "prato pronto"; na falta de "embalo", após a "balada"; na tensão e nas dores das costas, mesmo em colchões personalizados; nas dificuldades sexuais, contrastando com toda a tecnologia conquistada.

Apesar de "patológica" e mais comum do que muitos imaginam, a disfunção sexual (assunto detalhado em outros capítulos) não desperta a devida atenção quando se comenta sobre sexo (não) saudável. Esse que começou a ser "cientificamente" definido em meados do século XIX, quando pais, educadores, religiosos, médicos, juízes se ocuparam de criar um projeto que "disciplinasse os desejos e as práticas sexuais".

Coube ao psiquiatra alemão Krafft-Ebing lançar, em 1886, a *Psychopathia Sexualis*, uma grande compilação de casos de "perversões sexuais", entre as quais se destacavam o sadismo e o masoquismo.

Nesse mesmo período, nasceu a psicanálise, concebendo que os seres humanos são regidos por pulsões de vida e de morte. A partir de então, sadismo e masoquismo passaram a ser características dessas pulsões, não sendo consideradas doenças, mas expressões próprias de pessoas em geral.

No final do século XX, o prazer de ser maltratado e/ou maltratar durante o ato sexual tornou-se tema de debate. Os adeptos dessa prática passaram a defender explicitamente o sexo "são, seguro e consensual", para legitimar essa preferência e diferenciá-la das doenças. Os parceiros deveriam conhecer as expectativas e os limites de cada um, combinarem previamente o repertório sexual e adotarem uma palavra, um gesto, um sinal de segurança, diante do que a atividade sexual seria interrompida e não iria além desse limite.

Até a quinta edição do *Manual Diagnóstico e Estatístico de Transtornos Mentais* (DSM-5), publicada em 2013, esse tipo de preferência sexual, bem como o fetichismo, entre outros, indicava presença de sexo não saudável. A partir dessa nova edição, a Associação Psiquiátrica Americana, responsável pela publicação, passou a considerar doença apenas a prática de sexo não consensual e/ou que causasse sofrimento aos parceiros ou a terceiros.

Essas condições foram corroboradas pela 11ª Classificação Internacional de Doenças (CID-11) da Organização Mundial da Saúde, cuja prévia foi divulgada em 2018.

Fica patente, portanto, que o conceito de sexo saudável muda com o tempo. O que ontem era aberração, hoje pode ser extravagante, incomum ou até uma forma de "apimentar" a vida sexual e "sair da rotina".

Mas, de fato, para ontem e hoje, o que valeu e continua valendo é o bom senso. Além de consensual, e até em decorrência disso, sexo saudável é aquele que não causa dano aos que dele participam nem a quem quer que seja. É, sem dúvida, uma prática entre pessoas que podem responder por suas escolhas, porque têm maturidade e equilíbrio para tal.

12
Sexo de risco

Do ponto de vista exclusivamente da saúde física, os riscos a que o sexo nos expõe são dois: infecções sexualmente transmissíveis e gravidez não desejada. Por que, afinal, é tão difícil a prática do sexo protegido, ou seja, o uso de preservativo nas relações sexuais?

Sexo pode ser "bom" (prazer, realização, êxtase, encontro, reciprocidade) ou "ruim" (rejeição, obsessão, abandono, medo, loucura)... Seja como for, sexo sempre pode ser de risco, porque depende de inúmeros fatores, os quais influenciam nossas escolhas: pelo "seguro" ou pelo "duvidoso". Um desses fatores, por exemplo, é a tendência ao descuido pessoal, que, apesar de ameaçar a autopreservação, abre brecha à oportunidade de driblar as evidências, superar os limites, conquistar o imponderável. Em outras palavras: o fascínio pela "roleta-russa" pode não ser consciente, mas determina o sexo de risco de muitas pessoas.

Sexo protegido é um comportamento racional. É a escolha pelo "adequado". Mas, não raro, os impulsos se sobrepõem à racionalidade, aniquilando o autocontrole e o cuidado.

Com a racionalidade ameaçada, não há como escapar do risco, mesmo optando por uma vida sem sexo. Nesse caso, o perigo reside em ter tentado uma opção impossível. Só vive bem sem sexo quem o sexo libera ou de quem o sexo desiste.

A falta de habilidade para o controle dos impulsos é uma característica do comportamento dos adolescentes, tão compreensível quanto temporária, uma vez que a amígdala e o núcleo accumbens (que regem a ação e os impulsos) não têm freios suficientes, enquanto o córtex pré-frontal não completa a maturidade e imprime racionalidade às atitudes da pessoa, o que vai acontecer, em média, a partir dos 21 anos.

Como explicar, então, que maiores de 21 anos ainda façam sexo desprotegido? Sem dúvida, se o sexo "adequado" dependesse apenas da maturidade cerebral, ele estaria garantido ao final da adolescência. Já comentamos sobre a "roleta-russa". Caberia, aqui, lembrar os adultos impulsivos, os bipolares, certos perfis de personalidades "fissuradas" pelo imponderável... Parece que há muita gente nessas condições, a se basear pelo contingente de pessoas praticando sexo de risco (40%-45% da população).

Assim, os riscos de gravidez e de infecções sexualmente transmissíveis se mantêm mesmo na maturidade. As razões mais alegadas (nas pesquisas sobre comportamento sexual) para o não uso do preservativo dizem respeito a:

esquecimento na "hora H", desconforto vaginal, perda da sensibilidade do pênis, perda da ereção ou porque os parceiros envolvidos não têm doenças (que eles saibam) e ela toma pílula. Aliás, esta última justificativa ("não temos doença e ela toma pílula") é a mais frequentemente citada. Talvez deva ser substituída por: "correr risco faz parte da nossa natureza; convença-me de que isso não vale a pena". Evidências científicas não têm convencido.

Para entender melhor o comportamento arriscado, é preciso lembrar as variadas dimensões da libido. Talvez possamos, assim, encarar desafios mais acessíveis. Dirigida também para o crescimento pessoal, profissional e cultural, num adolescente pouco hábil para frear impulsos nefastos, essa energia pode encontrar outras possibilidades de extravasamento, sem comprometer o futuro desse jovem. Pelo contrário: favorecendo suas oportunidades de prazer, incluída a atividade sexual, para a qual ele contará, então, com mais recursos. Estaria sendo sugerido aqui que a iniciação sexual fosse protelada para se evitar o sexo de risco? Não exatamente. A proposta é permitir que a pessoa em desenvolvimento não tenha o sexo como atividade única e inevitável para o prazer e o alívio de tensão. Sendo a atividade sexual uma das alternativas possíveis, a iniciação torna-se mais natural e não "a última bolacha do pacote". Um "pacote com mais bolachas" não exacerba a premência de abocanhar logo, antes que nada reste.

13
Sexo virtual

Na contemporaneidade é cada vez mais comum a entrega a longas horas de erotismo solitário, onde a libido – ameaçada pelo risco de extinção – busca abrigo ou cárcere na sedutora pornografia virtual. Justifica-se essa tendência alegando-se mais segurança aqui do que no sexo protegido, menos culpa do que no sexo não consensual (aquele no qual não há acordo, escolha mútua e consciente, livre-arbítrio de ambas as partes), mais sensatez do que no sexo turbinado a álcool ou a outra substância qualquer.

Esses criativos e incansáveis humanos – reatando seus laços com o imaginário, reeditando a vocação para o impossível – surpreendem, outra vez. Subjugados pela "coisa" eletrônica, invertem o jogo e tentam submeter a máquina que os subverte, extraindo dela o aditivo para seus devaneios eróticos, navegando por meio dela sua luxúria e suas paixões.

Paixões inconfessas possibilitam emoções únicas, muitas vezes sufocadas, mas (sempre que evocadas) transbordando da mais profunda intimidade do ser. A um só tempo, guardam e exibem a mais legítima das vulnerabilidades, trancafiada a sete programas, para não correr o risco da contaminação pelo vírus do sistema ou o risco do *download* da conveniência.

Os viciados em "sexo virtual" representam uma onda, modalidade ou estratégia que tenta incessantemente resgatar o sonho, recuperar a fantasia e libertar o Eros. Estão doentes.

Tudo está na nuvem, não por ser virtual, mas porque desconhece a cumplicidade do encontro físico. Apenas um toque (que liga e desliga) é suficiente, respondendo de imediato a mais premente das necessidades de cada solitário convicto, nem um pouco disposto a socializar. Ou de cada tímido, rejeitado, egocentrado, preconceituoso ou viciado que se isola, pela incapacidade de compartilhar.

Entretanto, a prática do sexo virtual não é exclusividade de solitários, eremitas, tímidos e/ou viciados. Parceiros geográfica e temporariamente distantes, por exemplo, se beneficiam desse expediente, para manter a vida sexual ativa. Também se beneficiam aqueles casais que apreciam ver outros fazendo sexo, bem como os adolescentes, em iniciação sexual. Para estes últimos, então, as oportunidades são infinitas, uma vez que manuseiam os eletrônicos e se interessam por sexo como ninguém. Resultado: raramente se impressionarão com as fotos de pessoas nuas ou exibindo os genitais em revistas que acalentaram as fantasias sexuais adolescentes de seus avós. Pelo contrário: terão vivenciado centenas de vezes mais experiências sexuais (virtuais) até o final da juventude do que esses mesmos avós conseguiram viver ao longo de toda uma vida. Importa que não se iludam com as sensacionais performances dos protagonistas de filmes pornôs e não se deprimam, comparando essas com suas incipientes tentativas. Importa que não invejem os exuberantes órgãos genitais em ereção máxima ou em lubrificação profusa. Que tenham paciência e discernimento para esperar e conseguir a gloriosa maturidade do sexo. E que não se enganem: apesar de gloriosa, ela não é mega.

14

Sexo pago/comprado

Segundo o dito popular, a prostituição é a mais antiga das profissões. A "prostituição sagrada" (vinculação do ato sexual a ritos religiosos) originou-se na Babilônia, cerca de 3.000 anos antes de Cristo, como uma forma de culto à deusa Ishtar, símbolo da beleza e da sensualidade. A serviço dessa deusa, toda mulher da Babilônia tinha o direito, uma vez na vida, de ser possuída por um desconhecido, no grande templo de Ishtar.

No Egito, sacerdotisas consagradas a várias divindades eram selecionadas entre as mais belas jovens de famílias nobres para se dedicarem à prostituição sagrada.

Na Grécia, além da prostituição no templo (culto a Afrodite, Artemis e Dionísio), a prostituição profana (desde o século VI a.C.) foi regulamentada pelo Estado. Os estabelecimentos especializados pagavam impostos, sendo o contingente de prostitutas do templo garantido essencialmente pelas escravas orientais. Além das escravas, mulheres livres poderiam chegar aos prostíbulos, ao serem vendidas por seus pais ou irmãos, após terem mantido relações sexuais "ilícitas". Foi na Grécia que a prostituição profana ou mercantil experimentou grande desenvolvimento em relação à prostituição ritual. As meninas órfãs ou perdidas de seus pais eram também destinadas à profissão; e jovens livres aderiam, quer voluntariamente quer obrigadas por algum tutor, que se mantinha graças ao dinheiro advindo desse ofício.

Cabe citar, com referência à prostituição ritual, que no Império Asteca (século XI ao XVI), as sacerdotisas ofereciam aos homens substâncias alucinógenas e afrodisíacas, mantendo relações sexuais com eles antes que partissem para a guerra. Na Roma antiga, o negócio da prostituição também prosperou, a ponto de o Império regulamentá-lo, supervisioná-lo e cobrar impostos. Os prostíbulos mantinham uma atividade econômica habitual, cuja exploração não constituía ato desonroso. Isso não impediu que a prostituição clandestina se instalasse.

Os arcos arquitetônicos dos teatros e circos eram o espaço preferencial de profissionais que não tinham recursos ou proteção para levar seus clientes aos prostíbulos. Daí vem o termo "fornicação", derivado do latim *fornicatio*, que significa arco. Cícero, filósofo romano, defendia a prostituição como uma necessidade social. Se, de um lado, o adultério era severamente punido (o marido tinha o direito de cortar o nariz e as orelhas do seu rival, caso o surpreendesse com a esposa); por outro, a prostituição como forma de relação extraconjugal era geralmente aprovada.

A tolerância ao "mal necessário" caracterizou a prostituição da Europa, desde a Idade Média, a despeito de medidas pontuais de intensa repressão. Carlos Magno, rei da França, por exemplo, decretou penalidades severas, que poderiam chegar à pena de morte, para as mulheres que se prostituíssem.

Entretanto, por todo o território europeu, casas destinadas à prostituição e casas de banho mistas (onde também se comia, bebia e repousava) tornaram-se propícias à contratação de serviços sexuais. Os bordéis eram protegidos pelas instituições e pelo Estado por serem fontes de excelente renda. Apesar desse caráter "semioficial" da prostituição na Europa, as prostitutas eram desprezadas e estigmatizadas.

A partir do século XVI, aumentou significativamente o concubinato e a prostituição, como reação à imposição do casamento público, indissolúvel e sacramentado por um sacerdote. Uma vez estabelecida essa imposição, o estímulo a burlá-la também se estabeleceu.

A maior procura por prostitutas coincidiu com o incremento à estigmatização, pela epidemia de sífilis que acometeu toda a Europa.

No século XIX, marcado pela moral vitoriana, foram muitos os esforços para que a prostituição fosse erradicada. Em vários países os prostíbulos legalizados foram extintos, o que acabou por acirrar a prostituição não regulamentada pelo Estado.

Na atualidade, o tema ainda suscita nossa curiosidade. Um estudo australiano, publicado em 2004 (*Who pays for sex and why? An analysis of social and motivational factors associated with male clients of sex workers*) concluiu que os clientes têm como principal motivo para pagar por sexo a satisfação de suas necessidades sexuais (43,8%), seguido pela crença de que pagar por sexo é menos complexo do que sexo com envolvimento afetivo (36,4%) e que é divertido (35,5%). Em qualquer ambiente, onde o sexo comercial está legalmente disponível (como é o caso dos estados australianos), os usuários são motivados pela facilidade do encontro sexual.

Outra modalidade de sexo comprado se refere à relação *"sugar"* (açúcar), na qual pessoas bem-sucedidas economicamente e maduras, os *sugar daddies* ("papai de açúcar") ou as *sugar mommies* ("mamãe de açúcar") buscam pessoas mais jovens e atraentes (*sugar babies*; "bebês de açúcar") para quem oferecem presentes de luxo, jantares caros, eventos badalados, viagens e dinheiro. O *sugar daddy/mommy* é o patrocinador, enquanto o *sugar baby* é o patrocinado. O contato é feito por meio de plataformas que cadastram interessados em relacionamento por conveniência, onde patrocinados e patrocinadores disponibilizam seus perfis. No Brasil, em apenas uma das plataformas, esse tipo de relacionamento atraiu mais de 200 mil *daddies* e 34 mil *mommies*. A renda média mensal deles é R$ 120 mil e delas R$ 100 mil. Já os *babies* (homens e mulheres) estão entre 24-26 anos de idade e somam 1 milhão e 700 mil participantes, que em sua maioria se apresentavam como estudantes universitários.

Recentemente, a aparente invencibilidade do estigma da prostituição passou a ser desafiada pela ação coletiva das profissionais do sexo e de seus aliados. Em todo o mundo, há mais de 250 organizações dessas profissionais. Anualmente, são programadas várias iniciativas relacionadas aos trabalhadores sexuais, incluindo o Congresso Mundial de Prostitutas (Amsterdã) e o Dia Internacional pelo Fim da Violência contra os Trabalhadores do Sexo, celebrado em 17 de dezembro.

No longo prazo, como se deu com outros grupos estigmatizados, a desestigmatização só será possível com a participação efetiva daqueles que pesquisam o assunto e daqueles com experiência vivida da condição/atributo estigmatizante.

A prostituição masculina é tão antiga quanto a feminina. Os *pornois* (homens prostitutos) atendiam homens e mulheres na Grécia antiga.

Na atualidade, os "michês", cuja idade se concentra entre 18 e 30 anos, são homo, bi ou heterossexuais, casados ou solteiros. Concentram-se em algumas áreas nas cidades maiores, trabalhando nas ruas ou em hotéis de curta permanência. Alguns são estudantes universitários e anunciam seus serviços em várias mídias, informando sobre o tamanho do pênis e as preferências sexuais.

Os *scort boys* são garotos de programa de agências especializadas que atendem uma clientela com razoável poder aquisitivo.

Vale lembrar que os homens que trabalham como garotos de

programa são procurados por outros homens e também por mulheres. Casais os incluem nos respectivos repertórios sexuais, ora num relacionamento a três, ora com um dos parceiros do casal na posição de *voyer*.

Fechando este capítulo, vale comentar a pesquisa brasileira que investigou as representações sociais de trabalhadoras sexuais sobre sua sexualidade. Para essas trabalhadoras, o prazer é despertado pelo dinheiro e não pelo parceiro e/ou pelo ato sexual. Esse é o pensamento unânime dessas mulheres, para as quais o corpo significa meramente objeto de trabalho.

No Brasil, a prostituição é uma profissão reconhecida pelo Ministério do Trabalho desde 2002. Não é ilegal, portanto, mas ainda necessita de regulamentação, a qual está em discussão no Congresso Nacional.

Já o negócio ilícito de sexo com crianças e púberes prostituídos é, infelizmente, uma realidade mundial. Apesar de clandestino, ele prospera porque há quem o consuma. Urge mudar essa deplorável situação, o que exige atacar várias frentes, desde dar suporte às famílias dessas crianças até penalizar agentes e consumidores.

15
Sexo demais! Sexo em excesso

Dificuldades relacionadas à atividade sexual não decorrem exclusivamente de desinteresse, falta de prazer ou desempenho precário. Para milhões de pessoas, em todo o mundo, a prática sexual é prioridade absoluta e primordial, até prejudicando ou impedindo as demais atividades cotidianas, inclusive a profissional.

O sexo é considerado "excessivo" quando a necessidade de praticá-lo é tanta que se sobrepõe a outras tarefas do cotidiano, como trabalhar, estudar, comer, dormir, passear. Tudo é "substituído" pelo sexo.

Essas pessoas pensam e fazem sexo várias vezes em curto espaço de tempo, impulsionadas pela necessidade de amenizar sentimentos de desconforto e desassossego. Como não têm controle, não conseguem relaxar se não realizarem o ato sexual, ainda que já o tenham feito repetidas vezes naquele mesmo dia.

Essa prática não garante necessariamente prazer, mas alivia a premência e consolida uma repetição compulsiva. Consciente do exagero, assim como dos danos que pode acarretar a si, o compulsivo quer se controlar, porém não tem energia para isso. Percebe a inadequação, mas não a domina.

A procura descontrolada por sexo segue uma sequência de etapas. A primeira delas (fissura) caracteriza-se por pensamentos cada vez mais intensos sobre sexo. O campo da consciência se estreita, com o predomínio de ideias sexualmente excitantes. A segunda etapa (ritualização) é marcada por um crescente de excitação. Em seguida, a proximidade da gratificação sexual incapacita o compulsivo de cessar o processo antes de se satisfazer. Atingido o clímax do prazer, sobrevém o desespero, o sentimento de incompetência e o remorso. Entretanto, a tendência é o ciclo se reiniciar muito em breve.

A consequência óbvia dessa forma de viver o sexo é a impossibilidade de só um(a) parceiro(a) ser suficiente, o que conduz o compulsivo sexual a procurar outros(as) e mais outros(as). O aparente descaso com o trabalho e com os compromissos (por total falta de tempo e de energia, acompanhado de crescente desgaste físico e emocional), o afasta da agenda profissional e social. Dificuldades financeiras, depressão, infecções sexualmente transmissíveis são outros prejuízos frequentes, além do risco de gravidez não planejada. Conforme o quadro evolui, maior se torna a necessidade de atos sexuais para atingir o mesmo nível de satisfação.

Outras manifestações que podem estar presentes são: a tendência à organização exagerada, os banhos demorados, a necessidade de verificar repetidamente se as portas estão trancadas, as ideias que ficam "martelando na cabeça". Ou ainda, comer/beber exageradamente, viciar-se em drogas, ficar horas "plugado" em sites eróticos ou em exercícios físicos intermináveis.

Esse quadro se inicia no final da infância ou no começo da adolescência, agravando-se lentamente até se tornar insuportável e indisfarçável na vida adulta.

Há algumas hipóteses sobre as causas dessa condição: relacionamentos familiares disfuncionais vivenciados na primeira infância; traumas originados de negligência parental ou decorrentes de abuso sexual; pais que apresentam atitude sedutora ou se relacionam com os filhos de modo erotizado, gerando ausência de limites precisos na relação, confundindo a criança; mães que se relacionam com os filhos como objetos de projeção de suas próprias necessidades emocionais e narcísicas, não favorecendo o desenvolvimento de autonomia e autoconfiança nessas crianças. Desta feita, o estabelecimento da compulsão sexual pode ser entendido como tentativa de reparar alguma experiência traumática da infância ou associada à dificuldade de lidar com a intimidade sexual.

Quanto aos aspectos biopsicológicos, há indícios de que a compulsão sexual resulte da interação deficiente de três sistemas funcionais: motivação/recompensa, regulação do afeto e inibição comportamental. Há também indícios de alterações em algumas regiões cerebrais. Essa hipótese tem ganhado apoio a partir de estudos de neuroimagem.

A possibilidade de causa genética ainda requer mais pesquisas, apesar da constatação de que pessoas com compulsão sexual têm familiares com esse ou outro comportamento compulsivo, como abuso de substâncias, por exemplo. Os homens são mais atingidos do que as mulheres, mas há casos femininos, o que torna a situação mais complexa, pelo risco de gravidez.

Alguns compulsivos usam de forma parcial ou exclusiva a internet para satisfazer sua compulsão. Por ser de fácil acesso, garantir parceria, ser menos dispendioso, além de mais "discreto", o sexo compulsivo virtual ganhou novos adeptos entre os que têm compulsão, já que não exige busca e convencimento presencial de uma parceria. Nem por isso o risco de prejuízo à saúde (inanição e adoecimento por negligência com a alimentação, com o sono e com a higiene pessoal), ao trabalho (perda de emprego) e à vida familiar (rompimento e/ou desinteresse pelo sexo presencial) é menor.

Vale deixar registrado que a compulsão sexual é passível de controle, por meio de medicamentos associados à psicoterapia. Os resultados são tanto melhores quanto mais precoce se iniciar esse acompanhamento e quanto mais motivado em "sair dessa" estiver o compulsivo.

16

Sexo rápido e suas questões

Homens com ejaculação precoce (EP) e suas parcerias preocupam-se com o prejuízo à intimidade, o controle sobre a ejaculação, a satisfação com a relação sexual, o impacto emocional e as consequências para o relacionamento. A sensação de não controle sobre a ejaculação é o principal problema, ao que se associa a curta duração do ato sexual e o tempo entre a penetração e a ejaculação. Consequentemente, menos satisfação e mais sofrimento associados à atividade sexual.

Ter a ejaculação precipitada é comum a um terço dos homens. Entre eles, apenas cerca de um em cada dez se incomoda o suficiente para procurar aconselhamento profissional ou tratamento medicamentoso. Observa-se, no entanto, que a preocupação a esse respeito cresce entre eles, à medida que as mulheres vão se tornando mais experientes e mais exigentes. Igual exigência (por mais controle do parceiro sobre a sua ejaculação) também se observa nos relacionamentos entre homens homossexuais.

Ejaculação precoce, a disfunção sexual masculina mais frequente, é a incapacidade do homem controlar a ejaculação e o orgasmo até que ambos os parceiros possam usufruir de uma experiência sexual satisfatória. Atinge tanto jovens sexualmente inexperientes quanto homens mais velhos que não foram acometidos na juventude.

A duração média do intercurso sexual (da penetração ao orgasmo) é de cerca de cinco minutos, o que geralmente satisfaz o casal. Essa duração pode variar consideravelmente ao longo do tempo em um único relacionamento: às vezes, a ejaculação ocorre em segundos, às vezes após cinco ou mais minutos ou depois de período muito mais longo. Contanto que seja satisfatório para ambos, não deve ser entendido como um problema. Mais tempo nem sempre é melhor: segundos de intensa excitação e intimidade são mais compensadores do que longos minutos de rotina e tédio. Se a EP é um problema, os resultados do tratamento costumam ser muito bons. A disfunção pode ocorrer na relação sexual vaginal, bem como no sexo anal, praticado inclusive por homossexuais. No entanto, até o momento, há poucos estudos sobre a precocidade ejaculatória em relações entre dois homens. Apesar disso, o que está aqui sendo descrito para o sexo com penetração vaginal também pode ser aplicado ao sexo anal.

A EP se apresenta "ao longo da vida" (precocidade desde a primeira relação sexual do homem) ou é "adquirida" (com sintomas se desenvolvendo após um período de experiência prévia satisfatória). A ejaculação que ocorre antes da penetração é a forma mais grave. Embora haja muita especulação, a causa permanece pouco esclarecida. Há indícios da participação de fatores genéticos relevantes em alguns homens. Mas nenhum elemento biológico foi comprovado para a maioria dos casos.

Há quem julgue ter o problema, mas não tem: quando o homem se considera "rápido", sem de fato o ser. Ou quando supõe haver falta de controle da ejaculação, apesar do período entre a penetração e a expulsão do sêmen ser adequado para a satisfação do casal.

A experiência de EP pode ser afetada pelos relacionamentos e pelas influências socioculturais: se a parceria parece muito experiente ou se os amigos se gabam de ter performance excepcional, por exemplo. Homens solteiros não raro se sentem constrangidos em buscar parceria sexual quando sofrem com o problema.

Para uma considerável parcela dos homens, sexo significa especialmente penetração, intercurso e orgasmo, tanto dele quanto de sua parceria. Assim, para não ter ejaculação rápida, alguns (que sofrem de EP) evitam beijos, afagos e carícias durante o ato sexual. Passam a se concentrar na duração, desvalorizando tudo o mais que compõe a relação. Presumem que a parceria tenha o mesmo foco, não imaginando que não compactue dessa preocupação, por estar mais interessada em outros aspectos da atividade sexual. Consequentemente, esses homens correm o risco de serem percebidos como egoístas, ao não se "desligarem" de seu próprio desempenho. Na tentativa de não decepcionarem, esquecem o contexto e, aí sim, decepcionam.

Para muitas mulheres, segundo várias pesquisas, o sexo significa compartilhar intimidade, alcançar conexão emocional, além da física; a recompensa sexual ultrapassa o prazer associado ao ato, sendo os benefícios emocionais de longo prazo mais apreciados do que os advindos da relação em si. Na verdade, algumas mulheres acham as preliminares mais prazerosas e importantes do que o intercurso, porque associam as carícias do início do ato sexual com demonstração de proximidade e apreço.

A EP deve ser tratada com terapia sexual, medicamentos ou a combinação de ambos. Qualquer que seja o tratamento, é importante dar atenção aos fatores relacionais, não focando apenas em estender o tempo para a ejaculação.

Quanto à terapia sexual, uma variedade de técnicas tem sido utilizada no intuito de ajudar o homem a ter controle e ampliar o tempo da relação. A abordagem mais comum é a terapia cognitivo-comportamental, envolvendo educação sobre a ejaculação, exploração de como a experiência de EP (de determinado homem) se compara com a da maioria dos outros homens e um programa de exercícios projetado para aumentar o controle ejaculatório e o prazer da intimidade. Também pode incluir a abordagem das questões do relacionamento que agravam o problema sexual ou resultam dele.

Há dois tipos de terapia medicamentosa para EP: anestésicos tópicos e medicamentos por via oral (que retardam a ejaculação e o orgasmo). Nem todos esses medicamentos são aprovados pelas autoridades regulatórias nacionais. Os anestésicos tópicos são aplicados no pênis imediatamente antes do sexo, objetivando reduzir a sensibilidade, para que a ejaculação seja retardada, mas sem perda de sensação sexual prazerosa. Os medicamentos obtidos sem avaliação médica, pela internet ou outras fontes não regulamentadas, podem não ser efetivos ou trazer riscos, devido a efeitos adversos. Além do tratamento medicamentoso e psicoterápico para EP, importa cuidar dos sentimentos e do prazer. O ambiente desempenha papel fundamental: privacidade, temperatura amena, conforto e disponibilidade de tempo. Manter relação sexual tarde da noite, quando um ou ambos os parceiros estão extenuados, não é boa opção. Estar descansado ajuda bastante. Um banho antes do ato pode ser fisicamente relaxante e sexualmente excitante. Deve-se reservar um tempo para abraços e carícias mútuas, antes de se tentar a penetração. Se de há muito o casal não faz sexo, terá que "treinar" sem a preocupação de desempenho ideal, o que melhora na medida em que o homem desenvolve mais experiência no uso dos medicamentos e foca no que o casal considera excitante e prazeroso.

Embora a EP seja um problema do relacionamento, ela raramente é discutida pelo casal. Em casais heterossexuais, a mulher pode recear ser inconveniente, enquanto o homem pode estar constrangido ou supor que o problema é temporário. Além disso, há quem imagine que essa situação não tenha saída.

A parceria do ejaculador precoce também sofre o impacto negativo. Pode ter raiva e frustração, avaliando o parceiro como distante e egocentrado, principalmente quando há pouca comunicação entre eles.

Uma consulta com especialista é indispensável, para encarar o problema de forma ampla e aprofundada, inclusive com a participação da parceria, que agrega dados objetivos, ao mesmo tempo em que oferece ao especialista a possibilidade de identificar e afastar outras dificuldades sexuais nesse casal.

17
Sexo demorado

Quando rápida demais, é ruim. Mas quando demora ou simplesmente não vem? A dificuldade para ejacular pode se manifestar como atraso na ejaculação (ejaculação retardada), ausência (anejaculação) ou ejaculação na direção oposta (retrógrada, quando o sêmen, em vez de ser expelido, é depositado na bexiga).

As duas primeiras situações (ejaculação retardada e anejaculação) podem ter causa física ou psicológica. A terceira geralmente resulta de fatores neurológicos, medicamentosos ou de um procedimento cirúrgico.

A ejaculação retardada consiste no atraso na expulsão do sêmen (além de 20 minutos após a penetração), mesmo com estimulação sexual adequada e desejo de ejacular. Isso ocorre devido a múltiplas influências, incluindo fatores orgânicos e psicológicos, culturais e genéticos, bem como pelo uso de medicamentos (antidepressivos, por exemplo). Algumas outras causas possíveis são: fantasias inconscientes e medos relacionados a incesto e castração. Também pode ser por temor de ferir a(o) parceira(o), hostilidade e raiva, masturbação excessiva, receio de perder o esperma ou de se entregar ao relacionamento, crenças religiosas, tabus culturais, repressão à masturbação na infância/adolescência, repressão à atividade sexual ou interesse por sexo não convencional (com estímulos atípicos).

A prevalência dessa dificuldade (entre 1% e 4% dos homens) vem crescendo desde o advento da internet, em função do excesso de sexo virtual e do uso exagerado de pornografia, para excitação sexual. Essas duas formas de atividade atrasam a ejaculação, no sexo compartilhado (com parceria), uma vez que o homem já está "satisfeito", porque realizou sexo recentemente e/ou porque a masturbação solitária é mais competente do que o estímulo no sexo presencial (com parceria).

A maior duração pode inicialmente parecer positiva, porém depois de algum tempo começa a provocar desconforto com dor para o homem e sua parceria, bem como fadiga para o casal, o que pode resultar em culpa ou rejeição. Alguns homens chegam a fingir orgasmo, para evitar o constrangimento.

Há aqueles que conseguem ejacular com uma parceria, mas não com outra; alguns precisam recorrer a certos rituais (uma sequência fixa de posições e carícias, durante o ato sexual, por exemplo). Além disso, há casos de estimulação insuficiente ou insatisfatória, por ansiedade, desconforto ou desinteresse, de um ou de ambos os parceiros.

Para tratar todos esses quadros, é necessário entender exatamente o que gera o problema. Identificada a origem, contrapõe-se o tratamento específico.

A anejaculação é o grau mais intenso da ejaculação demorada, a ponto de não haver possibilidade de o homem ejacular, mesmo que a relação sexual se prolongue por horas. Pode ser congênita ou decorrente de cirurgias da próstata ou bexiga, lesão pélvica, infecções, terapias anticâncer, uso de outros medicamentos, doenças neurológicas ou diabetes. Consequentemente, não há um tratamento único: identificada a causa, a respectiva terapia deve ser administrada.

A ejaculação retrógrada se desenvolve após certos procedimentos cirúrgicos (raspagem da próstata, por exemplo), uso de determinados medicamentos para dilatar a parte prostática da uretra ou por sequelas neurológicas, devidas ao diabetes, ao uso abusivo de bebidas alcoólicas ou a traumatismos. Pode ser reversível (quando a causa for o uso de medicamentos) ou não (por sequelas neurológicas ou cirurgias).

Em qualquer dos casos (ejaculação retardada, anejaculação ou ejaculação retrógrada), é fundamental o esclarecimento do homem e de sua(seu) parceira(o) para se organizarem, de modo a que a prática sexual seja a mais gratificante possível, tendo-se em conta as limitações. Lembrando que essas limitações podem ser temporárias (suspenso o medicamento que retarda a ejaculação, ela virá em menor tempo, por exemplo) ou irreversíveis (quando resultam de quadros neurológicos ou cirurgias).

18
Medo de sexo

Não há um perfil único para todos os que se queixam de medo, repulsa, nojo ou aversão sexual. De qualquer forma, alguns aspectos de personalidade são mais frequentemente encontrados quando nos detemos a observá-los. Costumam ser pessoas retraídas ou com menor interesse/habilidade para relacionamentos íntimos. Pode-se dizer que boa parte delas é constituída por tímidos que chegam a relatar medo intenso (fobia) não só da atividade sexual, mas também de outras, como frequentar lugares fechados, elevadores ou festas. Alguns contam que, desde a infância, não gostavam de serem tocados ou acariciados. Também não se masturbavam na adolescência, fato raro.

A pessoa com aversão sexual pode ter sofrido, na infância, juventude ou idade adulta, agressões sexuais, assédio ou abuso. Definem seus parceiros, quando os têm, como afoitos, apressados, bruscos ou desajeitados. Isso pode mesmo ocorrer ou ser apenas uma percepção ou, ainda, exagero.

Mulheres, previamente com bom desempenho sexual, podem se queixar de aversão, após aborto, abuso sexual, estupro ou gravidez não programada (pelo receio de engravidarem novamente).

Quem sofre de aversão se esquiva de contato físico e de sexo, porque "o ato sexual é muito desagradável, só de pensar". Essa situação repercute para além da vida sexual, podendo interferir no relacionamento como um todo. Pode conduzir ao isolamento, ao receio de contato social, a quadros de ansiedade e de depressão. Essas consequências tendem a agravar o problema, dificultando o seu dimensionamento e a sua resolução.

O tratamento dessa condição começa por identificar as causas possíveis (físicas e/ou psíquicas), antes de mais nada. Deficiência de hormônios sexuais, por exemplo, é um fator orgânico de desinteresse sexual. Esse desinteresse, quando não resolvido, por meio da terapia hormonal, pode acarretar quadros de aversão ao sexo, caso a atividade sexual seja forçada. Pessoas com aversões de origem psíquica se beneficiam de psicoterapia. Quando depressão e/ou ansiedade acompanham a aversão, devem, também, ser tratadas.

Para a maioria desses casos, a abordagem multiprofissional é a melhor. Os resultados são mais favoráveis quanto mais cedo se institui o tratamento.

Ainda não é possível identificar com toda a segurança se a aversão sexual deve ser considerada uma fobia (medo de sexo, entre outros medos específicos) ou ser entendida como problema sexual. Não se tem certeza da frequência com que ocorre na população e se requer terapêutica diferenciada. Ou seja: medo de sexo é o mesmo que repulsa, nojo, aversão? Ou é um bloqueio sexual, dos mais intensos?

Já se sabe que os sintomas de aversão sexual ou fobia sexual não são incomuns e estão associados a extremo prejuízo no funcionamento sexual. A prevalência é estimada em até 2,5% em homens e de 3% a 4,5% nas mulheres.

Como se pode deduzir, a repercussão dessa condição sobre outros aspectos da vida é muito significativa, acarretando privações de diversas ordens. Basta citar, a título de exemplo, o impedimento à gravidez, o que impossibilita a maternidade e a paternidade. A boa notícia é que existe tratamento, com resultados bastante satisfatórios, sempre que o desejo de superação for maior que o medo.

19
Sexo pornográfico

Já está distante o tempo em que um beijo nas telas era motivo de escândalo. Atualmente, basta um clique ou dois para acessar milhares de cenas de sexo explícito (não necessariamente pornográfico, mas de variadas tendências). No Brasil, mais de 20 milhões de pessoas consomem pornografia regularmente, sendo três homens para cada mulher. O país figura entre os maiores consumidores mundiais. Especialmente os jovens (de 25 a 34 anos), dois terços dos quais em união estável, respondem pela maioria desses acessos, em nosso país.

A pornografia tal como hoje é conhecida surgiu no século XVIII, em textos destinados a vender prazer. Num passado recente, há algumas décadas, as bancas de revistas ofereciam esse produto, o qual tinha clientela fixa, especialmente entre os adolescentes ou homens adultos, ávidos por estímulos visuais exuberantes. Na sequência, locadoras de vídeos e, depois, a internet disseminaram esses conteúdos, cujo acesso fácil, a diversidade e a privacidade garantidas fizeram crescer esse mercado.

Alguns garantem que erótico e pornográfico são conceitos diferentes. Outros consideram que são sinônimos. Para quem vê diferença entre eles, o erótico seria mais "comportado", comparativamente ao pornô, "escrachado e devasso".

Os homens são mais responsivos aos estímulos visuais. Talvez por isso utilizem esse expediente mais frequente e regularmente que as mulheres. No entanto, pouco a pouco essa alternativa vai se tornando um hábito entre casais em relacionamento estável, para "apimentar" a relação. Costumam assistir a um filme pornô como "preparativo ou inspiração" para o ato sexual.

Entre os adolescentes, o material pornográfico (fotos, vídeos ou filmes) serve como válvula de escape, bem como fonte de informação.

O problema com a pornografia está mais na frequência do seu uso e nos equívocos de interpretação do que no conteúdo propriamente, ressalva feita à pornografia bizarra e à delinquente. Melhor explicando: se o conteúdo for adequado, o risco está em se viciar nesse tipo de prática e/ou se subestimar diante da performance impecável dos parceiros sexuais da telinha. Adolescentes devem ser alertados quanto a isso. E muitos adultos também.

Um estudo alemão, publicado em 2014 numa conceituada revista norte-americana de psiquiatria, revelou que, quanto mais tempo alguém passa assistindo a vídeos pornográficos, menor é o tamanho e o movimento de algumas partes do seu cérebro – notadamente o corpo estriado (estrutura associada à emoção, ao desejo e à recompensa).

Também foi revelado que a conexão entre o corpo estriado e o córtex pré-frontal (parte do cérebro responsável por tomar decisões e fazer planejamento) se danifica, na medida da quantidade de vídeos pornográficos assistidos.

O estudo comenta, ainda, que essas são as consequências de uma estimulação excessiva do sistema de recompensa de quem assiste a vídeos pornôs à exaustão.

Embora a pesquisa aponte para uma hipotética associação, não se pode afirmar categoricamente que a pornografia cause essa diminuição no volume da substância cinzenta. Mais estudos são necessários, até porque apenas homens participaram dessa pesquisa, e os achados podem sugerir que aqueles previamente com menor massa cinzenta no corpo estriado necessitem de mais estímulo do que outros, e considerem a pornografia mais interessante, levando-os a um maior consumo.

A pornografia pode viciar porque

a maior frequência
de uso também faz
com que o cérebro se
torne menos responsivo, necessitando de
mais estimulação do sistema de recompensa e tendendo a procurar material
pornográfico novo e cada vez
mais estimulante.

Estimulação repetitiva do sistema de recompensa torna o consumo de pornografia mais e mais gratificante, gerando dependência em quem
for predisposto.

Diferente da rapadura, que acaba enjoando todo mundo, quando
o consumo se torna excessivo, o
sexo pornográfico nunca é enjoativo para alguns. Se você faz
parte desse time, fique atento
e, assim, proteja suas estruturas cerebrais, susceptíveis e sensíveis ao pornô
sem trégua.

20
Afrodisíacos

Quase tão antigo quanto a própria humanidade é o interesse por substâncias afrodisíacas.

Raízes, misturas de ervas, folhas, substâncias de origem animal têm sido utilizadas, por todas as civilizações, há milênios, indicadas por curandeiros ou testadas por curiosos, no intuito de aumentar a libido.

Entre as substâncias vegetais, destaca-se o ginseng, conhecido há milhares de anos e disseminado da China para os países ocidentais. Também o alcaçuz e o pólen, por apresentarem estrutura química semelhante à dos hormônios sexuais, levaram o crédito de afrodisíacos.

Uma certa irritação que exerce sobre a uretra explica a ação estimulante local do extrato de *Lytta vesicatoria*, um inseto originário do sul da Europa e popularmente chamado de cantárida, *Spanish Fly* ou mosca-espanhola. Essa irritação aumenta a sensibilidade local e, com isso, pode aumentar a sensação de prazer. Cuidado! Em doses altas pode provocar convulsão e morte.

Como tratamento das falhas de ereção, o pó de chifre de rinoceronte ganhou fama (indevida), o que provocou caça maciça e quase extermínio dessa espécie.

Há, enfim, uma série de supostos afrodisíacos. Nenhum, contudo, de eficácia comprovada cientificamente. Muitos usuários relatam, sim, efeitos benéficos, porém o sucesso está mais relacionado à crença na ação do que exatamente às reais propriedades a eles atribuídas.

Em algumas espécies animais (ovinos, bovinos, macacos, ratos, insetos), o odor é um poderoso estímulo sexual. Substâncias odoríferas (feromônios) são secretadas pelas fêmeas e identificadas pelos machos. A mulher também produz essas substâncias, mas é discutível se homens e outras mulheres conseguem detectar esse odor. Além disso, a cultura tenta mascarar os "odores naturais", por meio de perfumes, cremes e sabonetes, o que resultou numa grande variabilidade de respostas frente aos cheiros que o corpo humano exala.

E, já que o assunto se encaminhou para os órgãos dos sentidos, não se pode negar o poder da audição no favorecimento ou na inibição da libido: uma palavra bem colocada estimula tanto a sedução quanto o início do ato sexual. Em contrapartida, ouvir algo ofensivo, desabonador, descontextualizado ou desagradável pode ser decisivo para o insucesso de um encontro.

A associação entre paladar e erotismo oral se manifesta pelo beijar, lamber, chupar e mordiscar. Some-se a isso o ritual de uma refeição a dois, oportunidade em que se exercita o olfato, a audição, a visão e o contato físico. Momento único para seduzir e ser seduzido. A própria refeição é um estimulante, mesmo se não acompanhada de bebida alcoólica (pelo processo digestivo, quando o sangue se concentra no estômago). Se associada a uma quantidade moderada de vinho, por exemplo, consumido pelo casal, o estímulo (pelo álcool) e o relaxamento (pela refeição) se tornam ainda mais intensos. Vale lembrar que, se exagerar na dose, o remédio vira veneno.

Contudo, não são os alimentos e as bebidas capazes, por si, de nos estimular sexualmente. Esse estímulo se inicia nos órgãos dos sentidos (especialmente pela visão e pelo olfato). Os odores (do corpo ou dos perfumes, das panelas ou das taças) enquanto transitam das nossas narinas para o cérebro, nos fazem "viajar" em fantasias e devaneios extraordinários, intensos e revigorantes. Prenunciam o prazer e podem até superá-lo. Como dizem por aí: a espera da festa pode ser melhor do que a própria.

E, por falar nisso, vale lembrar que alguns produtos devem ser evitados completamente, por sua alta toxicidade. Entre eles, estão: o suco de sapo/rã da espécie *Bufo alvarius* e o *mad honey* (mel produzido a partir do pólen e do néctar de plantas da espécie *Rhododendron*). O ginseng, por sua vez, interfere com medicamentos anticoagulantes, prejudicando a prevenção de coágulos. Além disso, do ponto de vista prático, não há evidência científica que dê suporte para o suposto valor afrodisíaco dessa substância, cujo uso não deve ser feito sem uma avaliação médica prévia.

Para fechar, e na tentativa de compensar este capítulo tão pouco afrodisíaco, fica uma dica: o desejo, a excitação e o desempenho sexual não reagem a qualquer produto introduzido no organismo se o corpo não estiver saudável e/ou os parceiros não tiverem "química". Cansaço, estresse, ansiedade, problemas no relacionamento impedem a pessoa de criar, fantasiar, engajar-se e brincar. Pior que isso, só a falta de atração.

Rir de uma característica física sua (que realmente merece uma risada) e a partir disso iniciar um "pega daqui e dali", buscando compensar seu suposto "defeito", com empenho e sem vergonha, desperta em você e em sua(seu) parceira(o) mais e melhores fantasias do que qualquer poção mágica possa provocar. Experimente!

21
Sexo: tô fora!

A virgindade é cada vez menos valorizada, conversas sobre sexo são cada vez mais habituais, há estímulos sexuais de várias fontes, em toda parte. Então, por que estudos recentes apontam menor frequência sexual, especialmente entre pessoas de 18 a 24 anos?

Esses estudos relatam que a atividade sexual vem sendo percebida como menos frequente entre os adolescentes. Essas mudanças teriam se refletido em menores taxas de gravidez entre as mais jovens e entre aquelas com 20 a 30 anos. A ocorrência de infecções sexualmente transmissíveis (ISTs) diminuiu no cômputo geral, embora se mantenha nas mesmas altas taxas considerando só quem permanece fazendo sexo.

A tendência a fazer menos sexo não é exclusiva do Brasil. A frequência sexual também vem diminuindo em alguns países ocidentais, particularmente nos últimos 20 anos.

Estudo recente, com quase 10 mil participantes, reportou que, nas últimas duas décadas, aumentou a proporção de pessoas entre 18 e 24 anos que não tiveram nenhuma relação sexual em 12 meses e, entre homens e mulheres com 25 a 34 anos, essa proporção dobrou. Para começarmos a entender esses números, vale lembrar que os adolescentes estão demorando mais a atingir a fase adulta, o que inclui o adiamento de prática sexual com parceria (masturbam-se por mais tempo, até buscarem o sexo compartilhado) e outras práticas relacionadas à união estável e à reprodução (namoro, viver com um parceiro fixo, engravidar). Essa tendência não ocorreu isoladamente, fazendo parte de uma cultura de desenvolvimento desacelerado: menor disposição a dirigir automóvel, em sair sem os pais e em trabalhar de forma remunerada são também aspectos a considerar. Por outro lado, os estudos mostram que os jovens estão iniciando o consumo de álcool cada vez mais cedo, na faixa dos 12-13 anos, o que influencia negativamente a busca por relacionamentos, embora, quando o façam, é sexo descompromissado e geralmente de risco.

 Se o atraso da maturidade explica menos sexo na adolescência, o que explicaria a mesma tendência entre adultos, inclusive entre aqueles em união estável?

A exponencial disponibilidade de pornografia deve ter gerado esse novo modelo, a partir dos anos 2000, com maior utilização da internet e das mídias digitais. Os sites e os aplicativos teoricamente facilitaram novas parcerias sexuais. No entanto, o tempo gasto on-line também roubou aquele para a interação social presencial. Assim, a prática sexual não virtual pode não atrair tanto quanto antes, porque atualmente há inúmeras e mais estimulantes possibilidades de satisfação sexual (ou com outros tipos de entretenimento on-line).

A internet modificou drasticamente a forma como as novas gerações se iniciam e se estabelecem no sexo. Consequentemente, as pesquisas que objetivam estatísticas dessa prática precisam ser atualizadas e adequadas aos novos padrões de comportamento sexual.

Menores taxas de infecções sexualmente transmissíveis na população, de modo geral, apesar do baixo uso de preservativos, pode ser explicado por esse cenário.

Mais atividade autoerótica e maior acesso à pornografia são alguns dos fatores responsáveis pelas taxas decrescentes do sexo "tradicional". Provavelmente, essa "antiga" prática venha sendo pouco a pouco complementada ou substituída pela masturbação e por sexo pela telinha, o que não deixa de ser sexo, claro!

Portanto, uma análise mais cuidadosa da situação se faz necessária, antes de afirmações categóricas. Já se tornou evidente que esse novo comportamento sexual, de um lado, minimiza as chances de transmissão de doenças, enquanto aumenta a probabilidade de desenvolvimento de quadros sexuais compulsivos, entre outros.

Embora não tenhamos números exatos desse aumento, em termos de estudos populacionais (uma vez que esse processo é dinâmico, alterando o cenário o tempo todo, sob influência de inúmeras variáveis), é perceptível nas clínicas para tratamento de problemas sexuais uma maior procura daqueles e daquelas que não têm controle sobre sua prática (realizando sucessivos atos masturbatórios em frente ao celular ou ao computador). Mas esse é um assunto do capítulo "Sexo virtual". Acesse!

Por outro lado, a masturbação tem sido muitas vezes associada à falta de satisfação com o relacionamento, embora as pesquisas tragam resultados inconsistentes: há relatos de níveis elevados de satisfação conjugal em homens e mulheres que se masturbam, bem como associação inversa entre a satisfação com o relacionamento e a frequência de masturbação.

Cabe aqui comentar uma curiosidade, detectada por um estudo que utilizou "diários sexuais" escritos pelos participantes, concluindo que as chances de ter relações sexuais no dia seguinte à masturbação são menores para os homens, enquanto aumenta para as mulheres. Quer dizer: se os homens se masturbam hoje, será menos provável que façam sexo a dois amanhã. Já as mulheres terão mais interesse numa relação sexual no dia seguinte à masturbação. Use esse conhecimento a seu favor...

22
Sexo com hora marcada

Enganam-se os que acreditam que sexo com hora marcada é "coisa de pessoas em união estável". Desde o início da nossa vida sexual, o sexo sempre tem hora marcada para acontecer.

O garoto marca encontro com alguém, o amante também marca. O vovô chega a marcar na "folhinha" a última vez em que fez sexo e a data provável da próxima, seja com a esposa, com a garota de programa ou assistindo a um vídeo erótico.

Os noivos marcam a data do casamento e, consequentemente, a hora em que vão passar a fazer sexo sob um novo estado civil. A moça, interessada em engravidar, marca dia e hora, cobrando do parceiro pontualidade e vigor, para não terem que esperar mais um mês pela desejada fertilização.

O homem com dificuldade de ereção redescobriu o prazer sexual por meio de pílulas mágicas, as quais têm hora para se usar e usufruir. Até quem faz sexo consigo mesmo marca na agenda o melhor horário, quando a casa está tranquila e a privacidade é maior.

Haveria, então, alguma probabilidade de o sexo acontecer

de forma inesperada, repentina, surpreendente? Por certo que sim. Sexo, para o qual não se marca hora, é aquele que gostaríamos de fazer, mas nem sabemos que é possível. É o sexo "tiro no escuro", "golpe de sorte", "agora ou nunca".

E que seja agora, com muita sorte, no escuro ou no claro, à meia-luz ou vendo estrelas. O sexo que você não imaginava que iria fazer, mas que talvez alguém já agendara fazer com você.

Casados há mais de 10 anos, Plácido e Erotildes já não marcam hora nem dão "tiro no escuro". Simplesmente repetem um ritual sem graça, sem emoção e sem sentido, numa frequência mensal ou bimestral, aproveitando horários indefinidos, quando "calha" de as três crianças estarem longe ou dormindo. Justificam-se para si mesmos, sem trocar palavra um com o outro, de que a motivação sexual se esvai inexoravelmente, com o tempo, para qualquer casal monogâmico.

Se nada fizerem no sentido de uma drástica mudança, essa relação vai morrer de tédio. Plácido e Erotildes perceberam que já não priorizam a atividade sexual, porque vivem ocupados, cansados, desencontrados. No entanto, já tentaram ter amantes, casamento aberto, troca de casais, brinquedinhos eróticos adquiridos em *sex shop*, posições sexuais inusitadas, *coaching* sexual, terapia de casal... Nada adiantou.

Plácido e Erotildes conseguiram, enfim, voltar a investir no sexo (com hora marcada, claro) quando retomaram um antigo hábito da época do namoro: interromper tudo o que estiver fazendo, no final de tarde do sábado, se "produzir" e ir ao encontro um do outro, na expectativa de um tempo a dois para conversar, beber, comer, dançar, planejar o futuro juntos e, então, praticar um sexo "da hora".

23
Sexo envergonhado

Sexo envergonhado não existe. Quem se constrangeu, se envergonhou ou se culpou não atingiu o mínimo necessário para que houvesse sexo. Afinal, para a prática ocorrer, o desejo precisa ser mais forte que o medo.

O que não se discute é a existência de vergonha, constrangimento ou culpa de fazer sexo. Essas situações decorrem de múltiplas e não excludentes influências e/ou de resultados sexuais tão pouco gratificantes quanto imprevistos.

A vergonha de ter perdido a ereção (no meio do ato sexual) ou ter fingido orgasmo (no final da relação) não é sexo. O constrangimento de não conseguir controlar a ejaculação também não é. Muito menos a culpa que se abate sobre quem fez o sexo que "não devia".

Sexo envergonhado não é o estupro, a pedofilia, o abuso sexual tampouco, porque tudo isso também não é sexo. É doença, desequilíbrio, desajuste, crime, que não se compõem com a prática sexual. Não respeita o consenso, a mutualidade de escolha, a conjunção, que definem o sexo.

Onde há vergonha, não há sexo. Nem sequer um arremedo.

Onde há vergonha há um descompasso, um conflito entre a vontade e a dor, o impulso e o freio.

Sexo envergonhado... só quando ao anseio da vida se sobrepõe a vontade de morrer.

Cuidado para não confundir culpa com vergonha! A culpa pela prática sexual é tão antiga quanto o desejo. No entanto, há culpas legítimas e culpas improcedentes; culpa porque praticou e culpa porque evitou praticar; culpa por ter desejado e culpa por ter perdido o desejo.

O sexo leva a culpa das nossas vergonhas exatamente porque entre os nossos maiores constrangimentos está sempre aquele sexo que não se concretizou ou aquele que não deveria ter se concretizado. Melhor explicando: o sexo que não consegue terminar em gozo, aquele cujo convite foi rejeitado ou o sexo que não foi consentido, mas mesmo assim foi forçado.

Das culpas legítimas, não cabe aqui comentar. Não estamos num tribunal. Quanto às culpas improcedentes, se conhecermos sua origem, estaremos mais próximos de superá-las. Elas podem ter-nos sido incutidas há décadas, em nossa infância, na tentativa (de nossos pais ou tutores) de nos proteger e/ou nos direcionar. Mas podem surgir na vida adulta, geralmente associadas a uma situação de sofrimento alheio ou pessoal que imaginamos ter provocado.

24
Sexo: indicador de saúde

Basta saber que o tecido que reveste o pênis é o mesmo que reveste o coração para entender por que um depende tanto do outro. A bem da verdade, se o coração de um homem vai adoecer, o pênis avisa com quatro anos de antecedência, começando a falhar, porque o tal tecido (o endotélio) já não é o mesmo de antes. O pênis perde a rigidez também em consequência dos maus hábitos de vida (que afetam o coração), entre os quais o sedentarismo, a dieta hipercalórica, o sono insuficiente, o tabagismo, o uso abusivo de bebidas alcoólicas, o uso de drogas e o estresse.

Sensível a esses maus hábitos (maus-tratos), o endotélio se descaracteriza e o homem não consegue dar início e/ou manter o conjunto de alterações físico-químicas que garantiriam a congestão de seu órgão sexual e, consequentemente, a ereção.

Essa falha se manifesta bem antes de o coração começar a dar sinais de falência (por meio da taquicardia, popularmente conhecida como palpitações) e repercutindo com falta de ar, entre outros sintomas que derivam da sua progressiva insuficiência. Vale citar que essa situação ocorre no homem a cuja predisposição à doença cardíaca se somou um estilo de vida não saudável. A falha de ereção vai acometê-lo invariavelmente antes da falha cardíaca.

Nas mulheres, a ausência ou diminuição do estrógeno (hormônio sexual feminino) pode prejudicar a vida sexual. Nesse caso, a lubrificação vaginal não ocorre (pois depende desse hormônio), o que torna o ato sexual desconfortável para ela. As incursões penianas dentro do canal vaginal passam a provocar atrito maior do que o desejável, desencadeando dor. Se a dor na relação (dispareunia) se torna crônica, o desejo diminui, e a mulher passa a evitar o ato sexual. Além disso, o estrógeno é fundamental para a saúde cognitiva. Sem ele, memória, atenção, capacidade de concentração e raciocínio femininos ficam comprometidos. E, mais uma vez, o sexo (assim como inúmeras outras atividades físicas e mentais) sairá prejudicado. Essas mudanças vão sempre ocorrer no organismo que não produz mais estrógeno, ou seja, em mulheres que já chegaram e ultrapassaram a menopausa. Terapia hormonal, para aquelas que podem, orientadas pelos respectivos ginecologistas, é a alternativa a tais mudanças.

Quem não pode ou não deseja fazer reposição hormonal abranda a atrofia da mucosa da vagina e o atrito das incursões penianas no canal vaginal por meio de hidratantes ou lubrificantes. Os hidratantes são mais eficazes e de aplicação mais funcional, já que são utilizados duas a três vezes por semana, independentemente da atividade sexual. Os lubrificantes devem ser aplicados antes da relação, para facilitar o ato, mas não corrigem a atrofia da mucosa vaginal. Outra alternativa para melhorar esse trofismo é a aplicação de laser, o que vem sendo utilizado mais recentemente.

As duas situações emblemáticas citadas (falha de ereção e falta de lubrificação vaginal) dão ideia da importância da saúde para o sexo, assim como dele para a saúde. Inalienáveis e interdependentes!

Por outro lado, o sexo praticado com regularidade e satisfação reflete saúde física e mental preservadas. Só quem é saudável faz sexo "eficiente". Além disso, sendo a atividade sexual uma forma de exercício físico e mental, libera substâncias benéficas à saúde e ao bem-estar (endorfinas, dopamina, ocitocina). O aconchego e a intimidade que o sexo proporciona combatem a ansiedade, diminuindo o cortisol circulante e beneficiando a imunidade do organismo. O simples fato de se perceber atraente, ao receber um convite sexual, e competente para desempenhá-lo, com vontade e satisfação, é um indício de saúde. E uma promessa de longevidade.

25
Sexo e isolamento

Como manter uma vida sexual ativa e saudável em tempos de pandemia? No início de 2020, a Organização Mundial da Saúde (OMS) recomendou para os solteiros, em função da pandemia pela covid-19, substituir a atividade sexual compartilhada e presencial por: masturbação (tendo lavado as mãos com água e sabão, antes e depois) e sexo "virtual". E, para todos os que se atrevessem a fazer sexo presencial, que se protegessem (com máscaras, preservativos, evitando contato facial e com a região anal, bem como com as secreções), lavassem as mãos e os brinquedos sexuais com água e sabão, por pelo menos 20 segundos antes de utilizá-los, higienizassem com álcool em gel a 70% dispositivos com telas sensíveis ao toque, como telefones, tablets e notebooks.

Além disso, foi recomendado o uso de preservativos (não se sabia ainda se o vírus se encontrava ou não nas secreções genitais e se seria, nestas condições, passível de transmissão), além de evitar contato com a região anal (o vírus já havia sido encontrado nas fezes, mas não se podia ainda afirmar que nessas circunstâncias fosse contagioso). Como consequências desse anticlima, masturbação e/ou uso de pornografia em excesso, de um lado, assim como desinteresse sexual, falhas de ereção, problemas ejaculatórios, dificuldade para o orgasmo e separações, de outro.

Sendo a infância um período crítico de desenvolvimento psicossexual, tem havido muito interesse no impacto das adversidades sofridas nessa fase sobre o funcionamento sexual na vida adulta. Sem dúvida, experiências negativas prejudicam o desenvolvimento da vida social e do crescimento, a resposta sexual e o relacionamento interpessoal do adulto, pois provocam medo da intimidade.

Especialmente mulheres com histórico de experiências infantis traumáticas apresentam maior dificuldade afetiva, pela sobrecarga e pelo desgaste do corpo (e do cérebro), resultantes dos efeitos cumulativos do estresse crônico, que pode inclusive ocasionar depressão. História de trauma na infância também pode prejudicar a habilidade de enfrentamento e a capacidade de reação adequada e eficaz aos embates do cotidiano.

Estresse frequente na infância está comprovadamente correlacionado com pior qualidade da vida conjugal, o que afeta a atividade sexual, particularmente o desejo. Ser criança ou adolescente, em tempos de pandemia, significa maior exposição a experiências negativas e respectivos efeitos prejudiciais ao desenvolvimento. Conviver com adultos desesperançados, desempregados e/ou expostos ao vírus também pode impactar negativa e cronicamente.

Por outro lado, os estudos mais recentes revelam que a prática sexual satisfatória favorece o incremento neuronal (neurogênese) e reduz a ansiedade, ao contrário do estresse e da depressão, que levam à deterioração das células cerebrais.

Antes da eclosão da covid-19, estávamos mergulhados na "modernidade líquida", caracterizada por descompromisso nos relacionamentos, provisoriedade e individualidade. Os vínculos eram voláteis, privilegiando a liberdade individual, proporcional ao poder de consumo de cada um. Eram frequentes e imotivadas as dissoluções de laços afetivos e sociais, não havendo qualquer pacto com a solidez. No entanto, essa suposta liberdade também desencadeava sensação de desamparo e doenças mentais decorrentes da solidão e do isolamento, independentemente da pandemia.

Esse choque de ideias e de tendências (as que vinham se consolidando, com alta mobilidade, e as que se impuseram repentinamente pelo confinamento e pela inércia) me fez lembrar de um aspecto fascinante que caracteriza o movimento das águas na região da Amazônia: a pororoca, fenômeno natural produzido pelo encontro das correntes fluviais com as águas oceânicas. A palavra "pororoca" deriva do tupi *poro'roka*, gerúndio do verbo *poro'rog* (estrondar).

Bora, segurar mais essa onda!

26
Sexo é solidão

Muito precocemente em nossa existência, mal chegamos ao mundo (por meio do nascimento) e já vivenciamos o nosso primeiro processo de separação. Um processo tido como traumático para alguns e reconfortante para outros.

Seja como for – e Freud que não nos desminta –, esse acontecimento se constitui numa das mais ousadas façanhas, e para ela nos dirigimos com total inevitabilidade, por uma questão de honra e como um prêmio ao atrevimento de termos sido concebidos e despontado para a vida.

Concebido, gestado, gerado, nascido, separado... livre, todo ser humano libera (mas não liberta), nesse desenvolvimento, a mãe, novamente pessoa individualizada, após o parto. E desconectada do seu inquilino, imediatamente após o corte do cordão umbilical.

Regressa ela, de fato, à solidão da individualidade, enquanto o rebento se experimenta sozinho pela primeira de uma interminável série de vezes.

Dados de 2020 do IBGE revelam que o número de casamentos civis diminuiu por quatro anos consecutivos. Além disso, em uma década, a média de duração dos casamentos daqueles que se divorciaram passou de 17 para 14 anos, sendo que a metade desses divórcios resultaram de uniões com menos de 10 anos.

Nas igrejas e nos cartórios, rituais contra a solidão se repetem, dia após dia, ano após ano. E as crianças continuam a nascer, fruto do desejo dos respectivos pais (mais que desejo, premência) de um adeus definitivo à solidão.

O processo de divórcio no Brasil tem sido facilitado, desde sua instituição em 1977. Atualmente, é possível requerer o divórcio simples consensual em cartório ou on-line, com estimativa de uma semana para a dissolução do vínculo civil. Já os divórcios litigiosos e os consensuais judiciais demandam meses ou anos, por envolverem filhos, bens e vínculos jurídicos. E a célebre prerrogativa "casamento, nunca mais!" acaba como frase de efeito, pronunciada num momento de forte comoção, mas efetivada por menos da metade daqueles que a pronunciam.

Significativa maioria "reincide", tenta outra vez, não se dá por vencida, no intento humano (ou sobre-humano) de conviver, coabitar, juntar-se, fazer sexo. Nesse sentido, vale o alerta de que o comportamento oposto também se observa, na busca do mesmo fim: para escapar à solidão, muitos sequer cogitam em sair da casa paterna/materna. Garantem-se na companhia da família de origem, inseguros de alternativas novas ou por não terem "dado sorte" em suas tentativas de namoro e prática sexual.

Há, ainda, alguns poucos que, conscientes de sua "vocação celibatária", organizam-se para viver em comunidades religiosas ou de outra natureza. Muito raramente se isolam e quando o fazem – como qualquer um de nós – geralmente é por curto período, para cumprir com um objetivo específico ou por exigências intrínsecas, num momento de crise ou necessidade de reorganização interna.

O ser humano costuma avaliar como "estranho" e até "louco" o comportamento daqueles que se retraem, se afastam, evitam cronicamente o contato com seus semelhantes. A crença popular caracteriza esse "jeito de ser" como esquisito, anômalo, não se conformando que o medo da solidão não os contagie e que a dor da separação não os derrube. Costuma não questionar, em contrapartida, por que a premissa "uni-vos e multiplicai-vos" é voz de comando para a maioria das pessoas.

Cá entre nós, seria desejável que essa premissa alcançasse um sentido mais nobre do que apenas contribuir para nos isentar de um sentimento que muito tememos. Até porque ninguém impede a dor de dentro só com o calor de fora. Em outras palavras: o aconchego não é antídoto à solidão, nem ao menos um paliativo.

Parece razoável que, tendo aprendido bem mais sobre como romper – a partir da inaugural separação do nascimento – do que como permanecermos vinculados, desejemos o que não conhecemos e rejeitemos o que vimos fazendo desde priscas eras, desde o rompimento do cordão umbilical.

E é por não o dominarmos que o inusitado nos encanta, já nos primórdios da existência. E segue nos encantando, até o último e inevitável adeus, a última morada.

Passamos a vida tentando reatar o elo perdido, buscando resgatar a condição intrauterina. E falhamos... Na tentativa de reproduzir (no relacionamento amoroso adulto) o modelo mãe-filho, a relação simbiótica, conseguimos até alguns poucos dias (semanas ou meses) de sucesso. Mas, inexoravelmente, o "amor incondicional" de um adulto para com outro (quando um tudo aceita e o outro tudo impõe) não se sustenta, por ser a falência da realidade, da lucidez.

Perdendo o(a) parceiro(a), o sentido do relacionamento, o "bonde" da própria história – uma história fadada à individualidade –, o ser humano descarrilha para o temido abandono. Sem dúvida: no intento de capturar e tornar indissolúvel o vínculo, inviabilizamos a relação e o fugaz prazer do sexo. O que sobrevive sem liberdade?

Existir é ser indivíduo, é destacar-se. Também é reconhecer-se relacional, mas único e sozinho, no final das contas.

Nascemos sós e assim vamos morrer (você já leu algo semelhante antes e até neste livro). E é durante a nossa passagem pelo mundo que temos a oportunidade de experimentar com o outro todo tipo de afeto (e desafeto), sexo (e inapetência). O encontro verdadeiro se dá num momento intenso e breve, cuja repetição vivemos para merecer. Se compreendermos essa premissa, se não insistirmos em reconstituir a relação simbiótica gestacional, se soubermos nos unir e, ao mesmo tempo, preservar a singularidade, a solidão nos servirá para desapego, mais que para infortúnio. Estaremos menos abandonados e sem medo da dependência, do controle ou da "gula" pelo outro.

Conviver com a solidão, instrumentalizá-la em benefício da competência para uma saudável alternância entre vínculo e reclusão, sexo e abstinência, é o que nos deve motivar. Caso contrário, só conseguiremos nos livrar da implacável sensação de abandono, quando – reatando nossos laços com o Infinito – abandonarmos, de vez, aqueles a quem tanto almejamos pertencer.

Bibliografia consultada

ABDO, C. H. N. Camisinha na banana. *O Globo*. 19/09/2015. Disponível em: https://oglobo.globo.com/sociedade/sexo/camisinha-na-banana-17541226. Acesso em: 15 maio 2020.

BALKOWIEC-ISKRA, E. Gender differences in pain and immune responses. [Apresentação] *33rd Congress of The European College of Neuropsychopharmacology (ECNP)*, 12-15 de setembro de 2020.

BECKER, J. B. Gender differences in dopaminergic function in striatum and nucleus accumbens. *Pharmacol Biochem Behav*. v. 64, n. 4, pp. 803-12, 1999.

DAVIS, A. C. Arnocky S. An evolutionary perspective on appearance enhancement behavior. *Arch Sex Behav*. Oct. 6, 2020.

DERBYSHIRE, K.L.; GRANT, J.E. Compulsive sexual behavior: a review of the literature. *J Behav Addict*, v. 4, n. 2, pp. 37-43, 2015.

DEWITTE, M. et al. Sex in its daily relational context. *J Sex Med*, v. 12, n. 12, pp. 2436-50, 2015.

FREUD, S. Três ensaios sobre as teorias da sexualidade. *Obras psicológicas completas de Sigmund Freud*. Rio de Janeiro: Imago, 1976, v. VII [1905].

_____. Além do princípio do prazer. *Obras psicológicas de Sigmund Freud: escritos sobre a psicologia do inconsciente*. Rio de Janeiro: Imago, 2006, v. 2, pp. 123-198. [1920].

G1. 22 milhões de brasileiros assumem consumir pornografia e 76% são homens, diz pesquisa. 17 de maio de 2018. Disponível em: https://g1.globo.com/pop-arte/noticia/22-milhoes-de-brasileiros-assumem-consumir-pornografia-e-76-sao-homens-diz-pesquisa.ghtml. Acesso em: 4 set. 2020.

GERBER, T. Eros and Thanatos: Freud's two fundamental drives. *Epoché*, 20, 2019. Disponível em: https://epochemagazine.org/eros-and-thanatos-freuds-two-fundamental-drives-50a82a11a389. Acesso em: 4 jun. 2020.

INSTITUTO BRASILEIRO DE GEOGRAFIA E ESTATÍSTICA. Casamentos reduzem pelo quarto ano seguido e passam a durar menos tempo. 9 de dezembro de 2020. Disponível em: https://agenciadenoticias.ibge.gov.br/agencia-noticias/2012-agencia-de-noticias/noticias/29647-casamentos-reduzem-pelo-quarto-ano-seguido-e-passam-a-durar-menos-tempo. Acesso em: 15 jan. 2021.

KÜHN, S.; GALLINAT, J. Brain structure and functional connectivity associated with pornography consumption: The brain on porn. *JAMA Psychiatry* v. 71, n. 7, pp. 827-34, 2014.

LEE, J. A. *Colours of love*: An exploration of the ways of loving. Upper Saddle River: Prentice-Hall, 1976.

MCCARTHY, M. M.; NUGENT B. M.; LENZ K. M. Neuroimmunology and neuroepigenetics in the establishment of sex differences in the brain. *Nat Rev Neurosci* v. 18, n. 8, pp. 471-484, 2017.

MOTTA, T. Mulheres ricas que escolhem e bancam seus homens. Disponível em: https://www.otempo.com.br/interessa/mulheres-ricas-que-escolhem-e-bancam-seus-homens-1.1518253. Acesso em: 22 dez. 2020.

PITTS, M. K. et al. Who pays for sex and why? An analysis of social and motivational factors associated with male clients of sex workers. *Arch Sex Behav* v. 33, n. 4, pp. 353-8, 2004.

SANTOS COUTO, P. L. et al. Social representations of female sex workers about their sexuality. *Invest Educ Enferm* v. 38, n. 1, 2020.

STERNBERG, R. J. A triangular theory of love. *Psychological Rev* v. 93, n. 2, pp. 119-35, 1986.

SYMONS, D. Beauty is in the adaptations of the beholder: the evolutionary psychology of human female sexual attractiveness. In: ABRAMSON, P. R.; PINKERTON, S. D. (eds.). *Sexual nature, sexual culture*. Chicago: University of Chicago Press, 1995, pp. 80-120.

UEDA, P. et al. Trends in frequency of sexual activity and number of sexual partners among adults aged 18 to 44 years in the US, 2000-2018. *JAMA Netw Open*. v. 3, n. 6:e203833, 2020.

WEINSTEIN, A. M. et al. Factors predicting cybersex use and difficulties in forming intimate relationships among male and female users of cybersex. *Front Psychiatry* v. 6, p. 54, 2015.

WEST, E.; KRYCHMAN, M. Natural aphrodisiacs – A review of selected sexual enhancers. *Sex Med Rev*. v. 3, n. 4, pp. 279-88, 2015.

WORLD HEALTH ORGANIZATION. Defining sexual health: report of a technical consultation on sexual health, 28-31 January 2002. Geneva: World Health Organization, 2006.

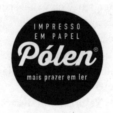

GRÁFICA PAYM
Tel. [11] 4392-3344
paym@graficapaym.com.br